Rauch/Mayr

Milde Ableitungs-Diät

Milde Ableitungs-Diät

Kochrezepte der Milden Ableitungskur
Richtlinien für gesündere Ernährung

Von
Medizinalrat Dr. Erich Rauch
und
Dipl.-Diät-Küchenmeister Peter Mayr

Mit 8 farbigen Tellergerichten

12., überarbeitete Auflage

HAUG

Karl F. Haug Verlag · Heidelberg

Die Deutsche Bibliothek – CIP-Einheitsaufnahme

Rauch, Erich:
Milde Ableitungs-Diät : Kochrezepte der milden Ableitungskur ; Richtlinien für gesündere Ernährung / von Erich Rauch und Peter Mayr. – 12., überarb. Aufl. – Heidelberg : Haug, 1992

ISBN 3-7760-1271-4

NE: Mayr, Peter:

1. Auflage 1978 – 11. Auflage 1991
12. Auflage 1992

Titel-Nr. 2271 • ISBN 3-7760-1271-4

Abbildungen von Michael Langoth, Fotostudio Trizeps, Zollergasse 9–11, A-1070 Wien

Umschlagphoto: teamfoto, 7519 Eppingen

Umschlaggestaltung: Manfred Eickhoff, 6720 Speyer

Gesamtherstellung: Progressdruck GmbH, 6720 Speyer

Vorwort zur 12., überarbeiteten Auflage

Die *Milde Ableitungsdiät* hat als mildeste Variante einer Regenerationskur im Sinne Dr. *F. X. Mayrs* längst in zahlreichen Sanatorien und ärztlichen Praxen erfolgreichen Eingang gefunden. Sie erfreut sich einer stets wachsenden Beliebtheit und hat sich als echte Heildiät so bewährt, daß seit dem ersten Erscheinen dieses Buches 1978 in kurzer Abfolge schon 11 weitere Auflagen benötigt wurden.

Heute gewinnen auch immer mehr Menschen die Einsicht, daß der Weg zur Gesundheit nicht immer durch die Apotheke, sondern sehr oft und viel besser durch die Küche führt. Anstelle von „bitteren Pillen" kann eine bescheidene, vernünftige und der Natur des Menschen angepaßte Ernährung – und damit auch eine möglichst gesunde Verdauung – bei der Mehrzahl der heutigen Menschen zu einer grundlegenden Krankheitsvorbeugung, Gesundheitsverbesserung bis Heilung führen. Die *Milde Ableitungskur* und die dazugehörige *Milde Ableitungsdiät* stellen eine für diese Aufgabe besonders geeignete und bewährte Hilfe dar.

Aufgrund der langjährigen alltäglichen praktischen Erfahrung mit der Herstellung der Kochrezepte der *Milden Ableitungsdiät* konnten wiederholt Vereinfachungen, Verbesserungen und neue Gerichte entwickelt werden. Aus diesem Grund wurde die vorliegende 12. Auflage vollkommen überarbeitet, wo irgendmöglich vereinfacht und verbessert, und durch neue Rezepte, die sich bei Tausenden Kurgästen praktisch bewährt haben, ergänzt. Damit dürften auch die Herstellung vieler Gerichte erleichtert und die in Gang gesetzten therapeutischen Erfolge noch besser verwirklicht werden.

Wir wünschen allen Lesern gutes Gelingen!

Medizinalrat Dr. Erich Rauch
Chefarzt

Peter Mayr
Dipl.-Diät-Küchenmeister

Maria Wörth-Dellach, im Frühjahr 1992

Einführung in die Milde Ableitungsdiät

Wir werden nicht nur geboren durch unsere Mutter, sondern auch durch unsere Mutter Erde, die mit jedem Mundvoll Nahrung täglich Einzug in uns hält.

Paracelsus

Als der große amerikanische Erfinder *Edison* einmal erkrankte, ließ er erst nach langem Drängen seiner Angehörigen einen Arzt rufen. Dieser untersuchte den Patienten und verschrieb Medikamente. *Edison* ließ sie sogleich aus der Apotheke holen und schüttete sie allesamt – zum Entsetzen der Familie – aus dem Fenster. „Was machst Du da?" rief man entrüstet. „Meine Lieben" antwortete *Edison,* „die Ärzte wollen leben, und so habe ich einen Arzt kommen lassen; die Apotheker wollen leben, und so ließ ich die Medikamente kommen. Und ich will auch leben, und darum habe ich sie aus dem Fenster geschüttet! – Aber seid ohne Furcht! Ich werde nun *strenge Diät halten und bald gesunden!" Edison* hatte recht, lebte noch Jahrzehnte in voller Schaffenskraft und verstarb im 84. Lebensjahr.

Wie *Edison* gesunden auch heute ungezählte Millionen Menschen durch Diät. So ist es kein Wunder, wenn der österreichische Forscher und Arzt Dr. *Franz Xaver Mayr* (1875–1965) am Ende seines schaffensreichen Lebens resümierte:

Die beste aller Arzneien ist Fasten und Diät.
Man muß sie nur richtig anwenden!

Dies gilt gerade heute. Jeder zweite Mensch in Mitteleuropa ist übergewichtig!*

80 % aller Risikofaktoren, Störungen und Leiden, die Millionen Wohlstandsbürger in den westlichen Ländern plagen – sowie bis 80 % aller Todesursachen führt man auf ernährungsbedingte Krankheiten zurück.** Die enorme Verbreitung von Gesundheitsschäden durch

---

* Nach dem „Jahresbericht 1976" der deutschen Bundesregierung zur Ernährungssituation ist jeder zweite Bundesbürger übergewichtig, jeder Dritte wiegt ein Drittel zu viel. 25 % aller Kinder sind übergewichtig, jedes achte Kind ist fett, drei Millionen Kinder in der Bundesrepublik Deutschland werden wegen Fettleibigkeit behandelt.

** *Schöhl, H.*: Ernährungsprophylaxe der Bevölkerung, Erfahrungsheilkunde 6/77, Karl F. Haug Verlag GmbH & Co., Heidelberg.

falsche Ernährung läßt sich auch erkennen, wenn man an einem beliebigen Badestrand kritisch die Bauchformen und Haltungen unserer lieben Mitmenschen betrachtet! Prägt man sich zuvor noch die Figuren auf Tafel I (Seite 26) ein, dann wird man am laufenden Band abnorme Bauchformen, sog. Spitz-, Gas- und Kotbäuche erkennen sowie andere charakteristische Deformationen, die dem Kenner Ernährungs-Verdauungs-Schäden verraten. Es sind aber nicht nur die Übergewichtigen, die Wohlbeleibten oder Korpulenten; es sind auch viele Schlanke und ganz Magere, viele Ewig-Müd-Und-Matte, denen ihre Zugehörigkeit zur großen Zahl der Ernährungs-Verdauungs-Geschädigten deutlich anzusehen ist. Allen solchermaßen Betroffenen hat Dr. *Mayr* seine Fasten- und Diätkuren verordnet und damit hervorragende Erfolge erzielt. Die mildeste Kurform, die sich aus diesen *Mayr*-Kuren entwickelt hat, ist die *„Milde Ableitungskur“.* Diese sowohl stationär wie auch ambulant durchzuführende Entschlackungskur wurde schon einmal ausführlich beschrieben*, jedoch noch ohne die nachfolgend dargestellte Heilkost, ohne Kochrezepte und Ernährungsrichtlinien, kurz, ohne die *Milde Ableitungsdiät.*

Die Milde Ableitungsdiät ist die Heilkost der Milden Ableitungskur und eine kurz- bis mittelfristige Diät, wie sie heute praktisch jedermann

- *zur Krankheitsvorbeugung*
- *zur Anhebung der Grundgesundheit sowie*
- *zur Förderung der Heilung verschiedenster Störungen, Krankheiten und Gebrechen*

sehr gut gebrauchen kann.

Außerdem stellt die *Milde Ableitungsdiät* im Rahmen der *Milden Ableitungskur einen idealen Übergang von Fasten-, Diät- und Darmreinigungskuren zu einer gesünder orientierten, individuell geprägten Dauerernährungsweise dar. Die Milde Ableitungsdiät befindet sich in der Mitte zwischen strenger Schonkost und Vollwertkost.*

---

* *Rauch, E.*: Blut- und Säfte-Reinigung. Milde Ableitungskur. Karl F. Haug Verlag, Heidelberg.

Richtlinien der Milden Ableitungsdiät

Eure Nahrungsmittel sollten Heilmittel – und eure Heilmittel sollten Nahrungsmittel sein. *Hippokrates*

- Milde, verdauungsschonende (-heilende) Kost (wichtigste Richtlinie!);
- verdauungserleichternde und möglichst werterhaltende Zubereitung;
- Verwendung biologisch hochwertiger Produkte (soweit sie der Verdauungsschonung nicht entgegenstehen);
- Betonung basenspendender Nahrungsmittel;
- mäßige Monotonie als Schonfaktor;
- Berücksichtigung individueller Empfindlichkeiten oder Unverträglichkeiten (Intoleranzen). Demnach sollte man immer
  a) nur essen, was aus eigener Erfahrung gut vertragen und als leicht bekömmlich empfunden wird und
  b) alles meiden, was sich als belastend, schwer verdaulich, blähend, Völle bereitend, Luftaufstoßen oder Säure bildend erwiesen hat.

Verbote der Milden Ableitungsdiät

Was sich einer versagt – so viel mehr schenken ihm die Götter. *Horaz*

Auf Kurdauer gelten folgende Verbote:

1. **Zellulosereiche = verdauungsbelastende Kost,** schwere frische Brote, Vollkornbrote und -gerichte (Schrote), schwere Gemüse, Hülsenfrüchte, Kraut, Kohl.
2. **Sämtliche Rohkost,** Obst in jeder Form, auch Kompotte, Fruchtsäfte, Obstkonserven.

   Ausnahme: 1-2 Teelöffel Zitronen- oder Orangensaft in den abendlichen Kräutertee sowie etwas Banane ab *Milde Ableitungsdiät 3.*
3. **Fette Gerichte,** alles Eingebrannte, Gebackene, Panierte, Schweinefleisch und -fett, Würste (Schweinefettgehalt!), gehärtete, raffinierte Öle und Fette, tierische Fette, Mayonnaisen.

   Ausnahme: Butter, empfohlen: kaltgeschlagene Pflanzenöle (mit hoch ungesättigten Fettsäuren).
4. **Fabrikzucker,** auch brauner Zucker, Dextropur, Süßigkeiten, Konfekt, Bonbons, Süßspeisen, Schokoladen, Marmeladen.

   Erlaubt: Honig, Melasse, Birnendicksaft.
5. **Bohnenkaffee,** auch ohne Koffein, alle Industrie-Kunstgetränke, Alkohol, Colagetränke.

   Empfohlen: Wasser, Mineralwasser, Kräutertee, Malzkaffee.
6. **Nikotin**
7. **Medikamente** (wenn nicht vom Arzt anders verordnet).

Empfehlungen der Milden Ableitungsdiät

Besonders empfohlen sind: Milch und Milchprodukte, Rahm, Topfen (Quark), leicht verdauliche Käsesorten (Rahmkäse u. a.), zarte (!) gedünstete Gemüse aller Art, Gemüsesuppen, Salz- und Pellkartoffeln, Ei, zarte Fleisch- und Fischgerichte, leicht verdauliche Getreidearten, Haferflocken, Maisgrieß, Hirse, Reis, altbackenes Gebäck, Hefeflocken, kaltgeschlagene Pflanzenöle mit hoch ungesättigten Fettsäuren, Honig, heimische Gewürze, Meersalz, Mineralwasser, Kräutertee, Malzkaffee und anderes, wie im Rezeptteil angegeben.

Aus der großen Zahl der für diese Aufgabe in Frage kommenden Diätrezepte wurden von den Verfassern jene ausgewählt, die sich im Laufe der letzten zehn Jahre an einem Patientengut von mehreren Tausend mit *Milder Ableitungsdiät* verköstigten Kurgästen besonders bewährt haben. Als Kriterium gilt, daß nach möglichst kurzer Zeit objektive Zeichen der Gesundung auftreten, wie: Meßbare Verkleinerung und Weichwerden des Bauches, Verbesserung der Körperhaltung, Straffung der Haut und gehobenes psychophysisches Allgemeinbefinden.

Diese Heilkost dient in erster Linie der Verbesserung des Zustandes des Verdauungsapparates, da nur über gute Verdauung eine gute Ernährung und gute Gesundheit erzielbar ist.

Die Schlüsselposition der Verdauungsorgane für die gesamte Gesundheit ergibt sich aus ihrer Tätigkeit als

„Wurzelsystem der Pflanze Mensch".

Wie die Feinwurzeln der Pflanzen die Nährstoffe aus dem Erdreich aufnehmen und für die Ernährung aller Pflanzenteile sorgen, so saugen die Darmzotten die vom Verdauungsapparat umgewandelten Nährstoffe aus dem Speisebrei und beliefern damit Blut, Zellen und Gewebe des Organismus. Erkranken einmal die Wurzeln der Pflanze, dann welken die Blätter und Blüten, die ganze Pflanze leidet darunter. Ähnlich wird der Mensch – und besonders seine empfindlichen Organe – in Mitleidenschaft gezogen, wenn der Verdauungsapparat minderwertig arbeitet. Der Zustand des Wurzelsystems des Menschen ist für die Bevölkerung der modernen Industriegesellschaft so wichtig, weil *zivilisationsbedingte Verdauungs-Ernährungsmängel fast allgemein verbreitet sind.* Bei nahezu jedem Menschen läßt sich – wenn auch oft nur im Vorstadium – ein solcher Verdauungs-Ernährungsmangel oder -schaden nachweisen, weshalb Dr. *Mayr* auch vom *„Allerwelts- und Grundübel"* des heutigen Wohlstandsbürgers gesprochen hat.

Die erfolgreiche Bekämpfung dieses Übels und die grundlegende Verbesserung des gesamten Gesundheitszustandes ist das Ziel der *Milden Ableitungskur* mit der *Milden Ableitungsdiät.*

Es heißt zu Recht:

> *„Wird der Bauch entschlackt und enger,*
> *Lebt man leichter, lieber, länger!"*

Praktische Durchführung der Milden Ableitungsdiät

1. Diagnostik nach F. X. Mayr

Vor die Therapie haben die
Götter die Diagnose gesetzt.
Volhard

Wer ist heutzutage noch wirklich gesund? Kaum jemand. So wie an Körperhaltung und Bauchform erkennt man dies an den Zahnschäden und -reparaturen nahezu aller Menschen der „zivilisierten Welt“. Wer sich gesundheitlich verbessern will, sollte daher zunächst Klarheit über seinen augenblicklichen Zustand erhalten. Dazu ist eine ärztliche Untersuchung erforderlich. Diese benötigt nicht nur der Kranke, sondern auch der sog. Gesunde, der ja in Wirklichkeit meist eher ein „Halb-Gesunder“, ein „Noch-Nicht-Kranker“, oder sogar schon ein „Halb-Kranker“ ist. Dies kann vor allem ein Arzt, der die diagnostische Methode nach *F. X. Mayr* beherrscht, gut nachweisen*. Denn die bis heute leider noch zu wenig bekannte Spezialdiagnostik nach *F. X. Mayr* vermag bei der überwiegenden Mehrzahl der sog. Gesunden zumindest eindeutige Krankheitsvorstadien aufzudecken. Solche Vorstadien oder Vorfeldstufen werden durch die meisten, bei den üblichen Durchuntersuchungen verwendeten Untersuchungsmethoden wie Röntgen- oder Labordiagnostik zunächst noch nicht erfaßt. Ihre frühest mögliche Erfassung ist aber sehr wichtig. Sie gibt dem Scheingesunden Impuls und Motivierung, sogleich etwas *für seine Gesundheit* zu tun, anstatt abzuwarten, bis ihn später vielleicht nur mehr schwer behebbare Krankheits- oder Degenerationsprozesse überraschen.

Einige von *F. X. Mayr* entdeckte, leicht ersichtliche Vorfeldschäden kann der Leser wahrscheinlich an sich selbst und an seinen Angehörigen feststellen. Dies soll natürlich die ärztliche Untersuchung nicht ersetzen! Man stelle sich in völlig ungezwungener, lässiger Haltung, unbekleidet, seitlich vor einen großen Spiegel und vergleiche die Konturen seines Bauches und seiner gesamten Figur kritisch mit den auf Tafel I abgebildeten Bauch- und Haltungsformen! Ein gewolltes Vorwölben der Brust wie ein Preisringer oder ein Einziehen des

---

* *Rauch, E.*: Diagnostik nach *F. X. Mayr.* Karl F. Haug Verlag, Heidelberg.

Bauches wäre nur Selbstbetrug. Man muß ganz natürlich, gut entspannt, lässig dastehen – und sich einmal kritisch betrachten. Die Konturen lassen sich verdeutlichen, wenn man die Arme über dem Kopf verschränkt (Tafel I, S. 26). Es gibt nur *eine* gesunde Bauchform! Und es gibt *keine* Ausrede! Alle Formen, die nicht ganz der gesunden Norm entsprechen, verraten irgendwelche Gesundheitsmängel, Minderungen bis Schäden, vor allem der Verdauungsorgane! Eine solche Diagnose stellt in den meisten Fällen eine *Gebotstafel für eine bald durchzuführende Entschlackungskur* dar. Je deutlicher die festgestellten Abweichungen, desto mehr bedenke man:

- *Wer glaubt, keine Zeit zu haben für seine Gesundheit, wird vielleicht schon bald viel Zeit haben müssen für seine Krankheit!*
- *Vorsorgen schützt vor Nach-Sorgen!* Und:
- *Heute vorbeugen ist besser als morgen bereuen!*

Man weiß es selbst: Es sind ja nicht die Jahre, sondern der Gesundheitszustand, der unser Lebensgefühl, unsere Leistungskraft und unser wahres Alter bestimmt. Das Geburtsdatum besagt wenig. Je früher man etwas *für* seine Gesundheit unternimmt, je eher man Abweichungen von der Norm zur Rückbildung bringt, desto leichter gelingt dies, desto länger erhält man seine Leistungsfähigkeit und Jugendlichkeit.

Hippokrates, „der Vater der Medizin“, lehrte vor zweieinhalb Jahrtausenden: *Wer stark, gesund und jung bleiben will, sei mäßig, übe den Körper, atme reine Luft und heile sein Weh eher durch Fasten als durch Medikamente!* Und viele große alte Ärzte richteten den Zeigefinger auf den Bauch des Patienten und sagten:

> *Der Darm ist der Vater vieler Übel; Diät und Ausleitung (Entschlackung) die Mutter vielfältiger Gesundung!*

Die durch die *Ableitungskur* bewirkte Verbesserung der Haltung, Verkleinerung des Bauches, Straffung der Haut usw. kann sogar der Laie erkennen und als Zeichen der Gesundung, Verjüngung und Verschönerung registrieren (s. Tafel II, S. 28).

Nach der Anfangsuntersuchung erstellt der Arzt die *Kur- und Diätvorschriften*.* Eine Kurzfassung derselben, die aber der Arzt noch individuell verändert, findet sich auf Tafel III, Seite 29.

2. Innere Einstellung zur Kur

Die innere Einstellung zur *Milden Ableitungskur* ist so wichtig, weil die Kur eine *aktive* Behandlungsmethode darstellt. Das besagt nicht weniger, als daß der Erfolg in erster Linie aktiv, vom Patienten selbst, durch seine Einstellung und Mitarbeit bestimmt wird. Es ist hier der Patient, der den Schlüssel zum Erfolg in seiner Hand hält. Gewiß spielt der Arzt durch seine Untersuchung, Beratung und Kontrolle eine wichtige Rolle. Aber in der Durchführung kommt es allein auf den Patienten an. Dieser erhält alle Möglichkeiten, durch sein Mitwirken seine inneren Heilkräfte zu mobilisieren und somit das, was *Paracelsus* den „inneren Arzt" nannte, zum vollen Einsatz zu bringen. So können mächtige Kräfte, die bei bloßer passiver Therapie brach liegen bleiben, entscheidend in den Kampf zwischen Gesundheit und Krankheit eingreifen. Daher heißt es zu Recht, daß oft

zehn Prozent mehr Mitarbeit hundert Prozent mehr Erfolg

bedeuten.

Aktive Behandlungsmethoden sind daher meist unvergleichlich erfolgreicher als entsprechende passive. Das aktive Vorgehen erfordert aber mehr als guten Willen allein. Auch Kenntnis der Kurmethode und Kurreaktionen ist wichtig, weshalb allen Kurwilligen neben der individuellen Beratung durch den Arzt das Lesen der Kurschriften „Darmreinigung" ** und „Blut- und Säftereinigung" *** angeraten wird.

---

* Eine Liste der in Diagnostik und Therapie nach *F. X. Mayr* ausgebildeten Ärzte ist zu erhalten von der *Gesellschaft der Mayr-Ärzte,* Postfach 10 28 40, 6900 Heidelberg.

** *Rauch, E.*: Die Darmreinigung nach Dr. *F. X. Mayr,* Karl F. Haug Verlag, Heidelberg.

*** *Rauch, E.*: Blut- und Säfte-Reinigung. *Milde Ableitungskur.* Karl F. Haug Verlag, Heidelberg. Im Bedarfsfall: *Rauch, E.*: Natur-Heilbehandlung der Erkältungs- und Infektionskrankheiten. Karl F. Haug Verlag, Heidelberg.

Erläuterungen zu Tafel I

Die Bauch- und Haltungsformen nach Dr. F. X. Mayr auf Seite 26 und 27. Dabei ist auch Ihre Bauch- und Ihre Haltungsform dargestellt! *

Wenn Sie sich unbekleidet, lässig entspannt vor den Spiegel stellen, können Sie zunächst Ihre Bauchform feststellen; danach Ihre Haltungsart. Wer dem Bild 1 oder 2 nicht völlig entspricht, weist zumindest schon Vorfeldschäden auf!

1. Normalbauch und -haltung beim gesunden Mann. Oberer Zeiger weist auf senkrecht stehenden Brustbeinkörper hin, mittlerer und unterer auf zwei andere Gesundheitszeichen, auf charakteristische zarte Einziehungen an Ober- und Unterbauch.
2. Normalbauch und -haltung bei gesunder Frau. Zeigererklärung wie bei Punkt 1.
3. Beginnender Gasbauch. Zeiger weist auf abnorme Oberbauchvorwölbung hin. Brustbeinkörper steht hier schon schräg, Habtachthaltung!
4. Eiförmiger Gasbauch. Verschlechterung gegenüber 3. Die Zeiger betonen die vermehrte krankhafte Ober- und Unterbauchvorwölbung. Beginnende Großtrommelträgerhaltung.
5. Kugelförmiger Gasbauch. Extreme, durch Darmgase bewirkte krankhafte Bauchvergrößerung. Großtrommelträgerhaltung.
6. Schlaffer Kotbauch, bedingt durch abnorme Inhaltsvermehrung in erschlafften Gedärmen, Fragezeichenhaltung (lässige Haltung).
7. Ausgeprägter schlaffer Kotbauch. Massive krankhafte Inhaltsvermehrung in erschlafften, erweiterten und gesenkten Gedärmen. Sämannshaltung.
8. Spitzbauch (entzündlicher Kotbauch). Der Zeiger betont den Spitz dieses durch Entzündungsprozesse im Dünndarm verformten, harten und druckschmerzhaften Bauches. (Bei solchen Entzündungen besteht immer Selbstvergiftung aus dem Darm!). Anlaufhaltung.
9. Schlaffer Gas-Kot-Bauch. Oberer Zeiger betont den gasüberfüllten, unterer Zeiger den kotüberfüllten Darmteil. Beginnende Großtrommelträgerhaltung.
10. Entzündlicher Gas-Kot-Bauch. Oberer Zeiger betont leichten Gasbauch, unterer den Spitzbauch (entzündlichen Kotbauch). Entenhaltung.

---

* Die genaueren Ursachen und Bedeutungen der angeführten Bauch- und Haltungsformen findet der fachlich Interessierte in *Rauch, E.*: Diagnostik nach *F. X. Mayr*. Karl F. Haug Verlag, Heidelberg.

Tafel I

Die Bauch- und Haltungsformen nach F. X. Mayr

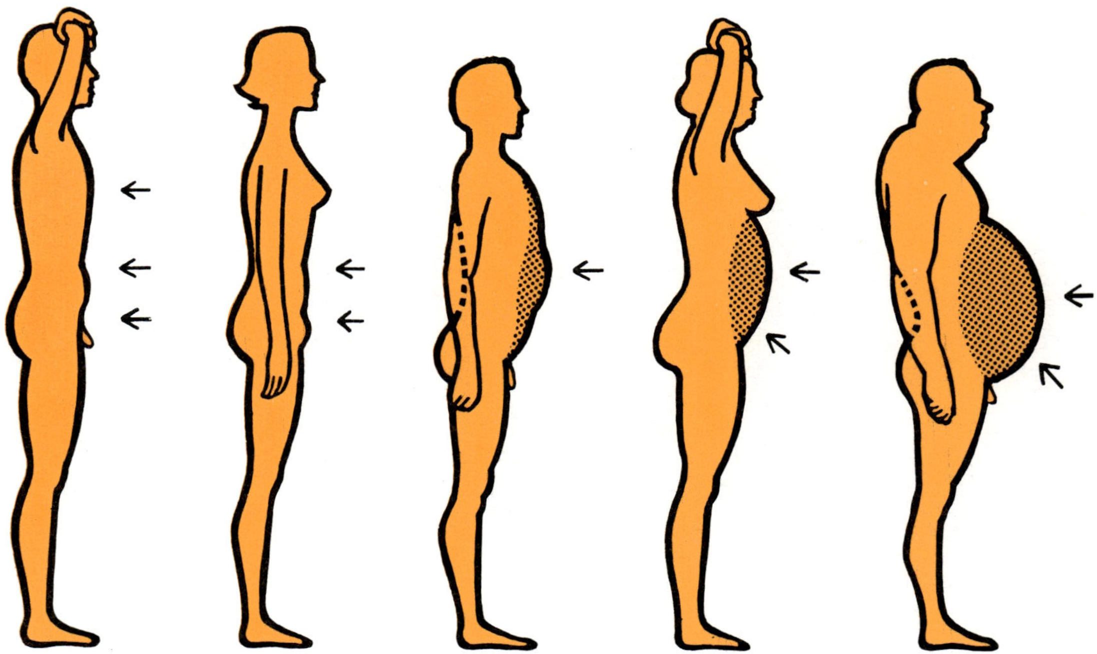

1 2 3 4 5

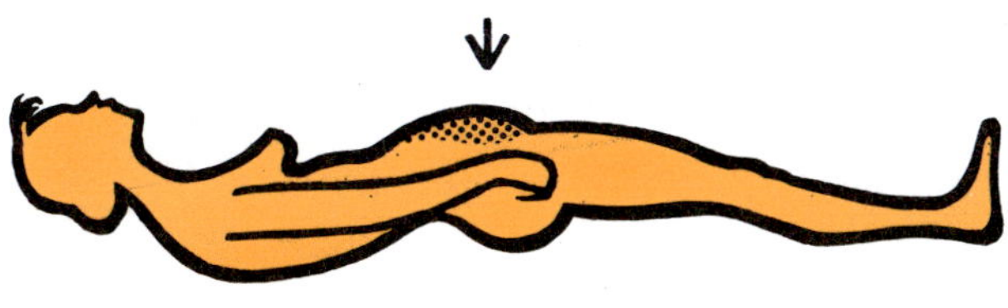

6

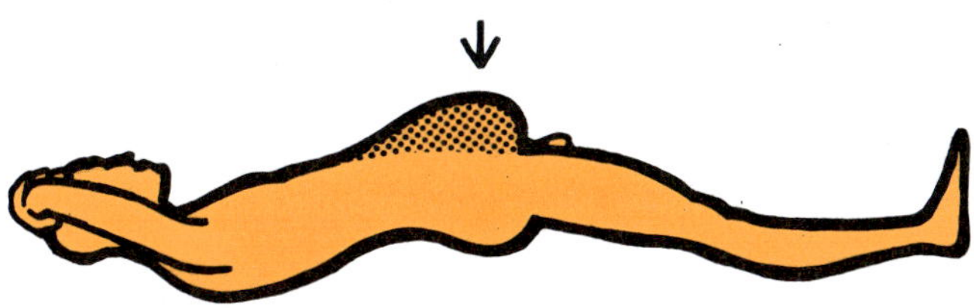

7

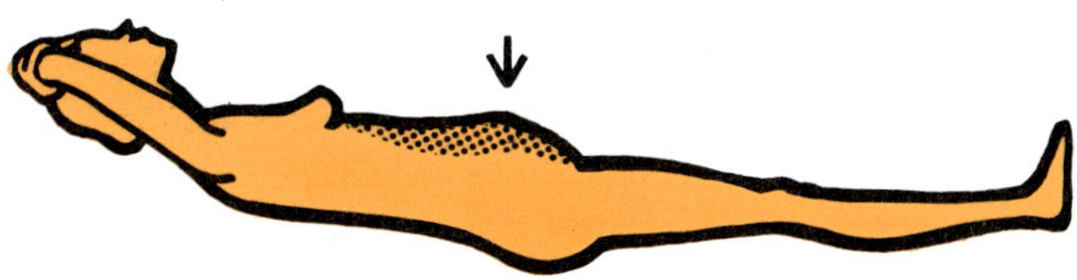

8

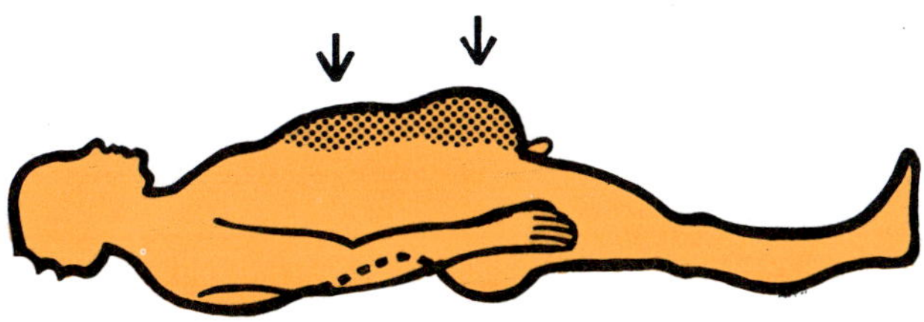

9

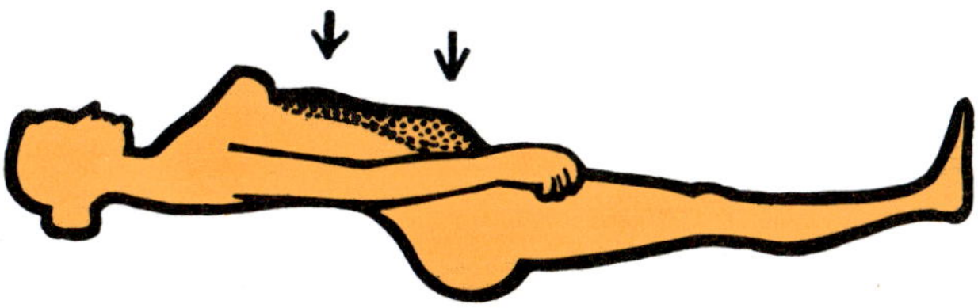

10

Tafel II

Rückbildung abnormer Bauchformen durch Ableitungskuren

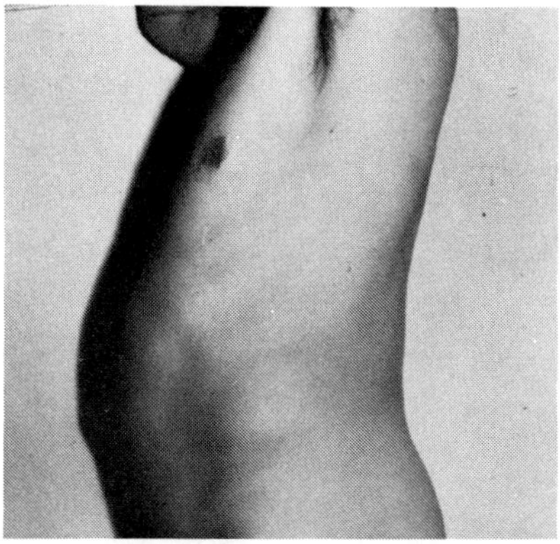

Eiförmiger Gasbauch vor der Kur →

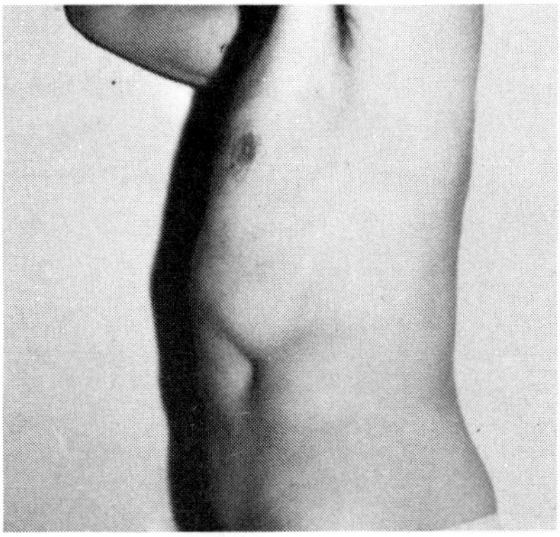

nach der Kur

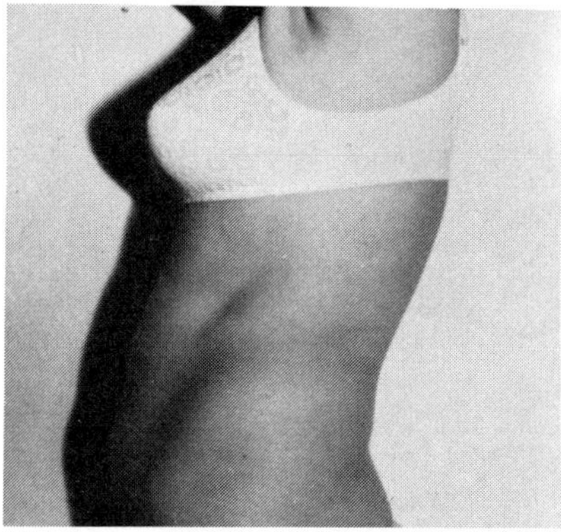

leichter Gas-Kot-Bauch vor der Kur →

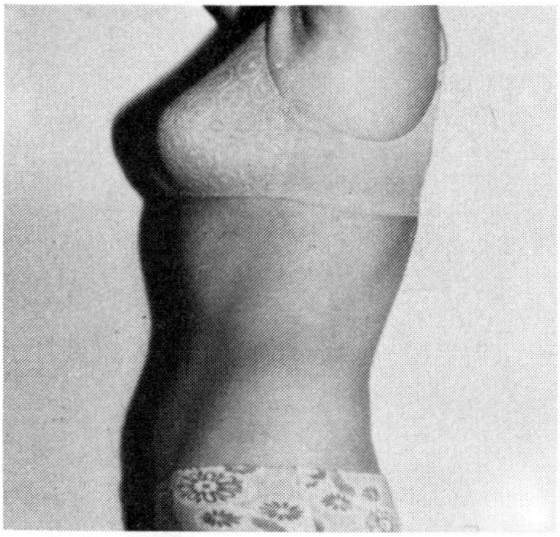

nach der Kur

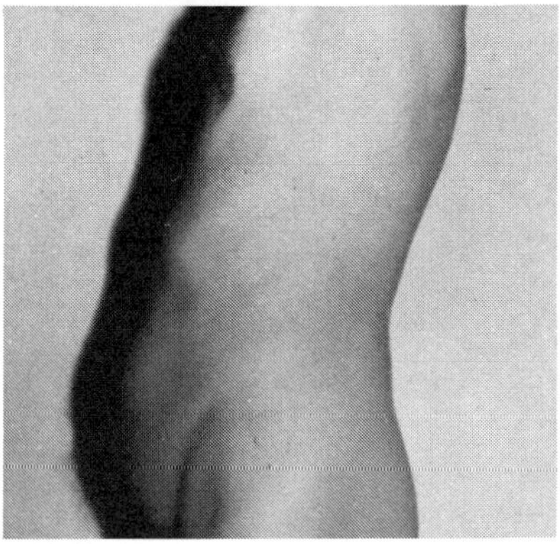

schlaffer Kotbauch vor der Kur →

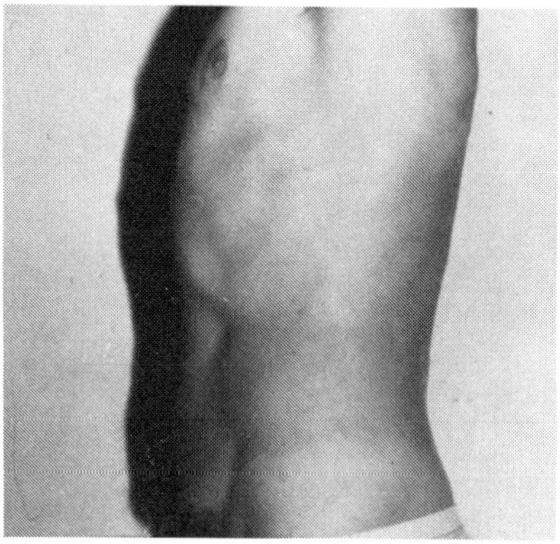

nach der Kur

Tafel III

Zehn Punkte der Milden Ableitungskur

Wenn vom Arzt nicht anders verordnet:

1. Täglich morgens nüchtern ¼ Liter körperwarmes Wasser oder Kräutertee (Fenchel, Anserine o. a.) mit einem gestrichenen Teelöffel Bittersalz.
2. Nach frühestens ½ Stunde das Frühstück der *Milden Ableitungsdiät I-II-III* (je nach Verordnung).
3. Nach frühestens 4½–5 Stunden das Mittagessen der *Milden Ableitungsdiät I-II-III.* Einhaltung der *Eßkultur* nach *Mayr* (S. Tafel IV, S. 32).
4. Abends 1–2 Tassen Kräutertee (Melisse, Lindenblüte o. a.) evtl. mit 1 Teelöffel Honig und etwas Zitronensaft, löffelweise eingenommen!
5. Tagsüber, besonders vormittags *Trinkkur:* Oftmals dünngebrühten Kräutertee (pur) oder gutes Wasser oder stilles (kohlensäurearmes) Mineralwasser trinken (Ausschwemmung der Schadstoffe).
6. Vor dem Mittagessen: Entspannungspause oder falls möglich: Niederlegen mit feuchter Wärmeauflage auf dem Bauch (½–1 Stunde).
7. Morgens und abends: Trockenfrottieren des ganzen Körpers, danach warmheiß und kurz kalt duschen oder abwaschen, danach mit grobem trockenen Tuch warmreiben oder trockenbürsten (Entgiftung, Zirkulationsanregung!).
8. Abends möglichst früh schlafen gehen, um ... Uhr, mit feuchter Wärmeauflage auf dem Bauch.
9. Ausschließlich die jeweils verordnete *Milde Ableitungsdiät (I-II-III)* essen!

   Besonders verboten sind:

   Bohnenkaffee, Fabrikzucker, Süßigkeiten, Alkohol, fettes oder schwerverdauliches Essen, Schweineprodukte, Rohkost, Obst, Kompotte, Fruchtsäfte, Vollkornspeisen, tunlichst: Nikotin und Medikamente.
10. Je kultivierter und disziplinierter Sie essen, kauen und einspeicheln, desto rascher werden Sie gesünder! Die Gewissenhaftigkeit der Kurdurchführung bestimmt Ihren Heilerfolg!

Eßkultur nach F. X. Mayr

Diese ist eine besonders kultivierte und gründliche Art zu essen. Dabei werden wohltuende Atmosphäre, gepflegte Form und appetitliche Anrichtung der Speisen mit Konzentration auf *sorgfältigstes Kauen und Einspeicheln jedes einzelnen Bissens kombiniert.*

Das *Milch-Semmel-Essen* gibt die dafür erforderliche Schulung: Die Kursemmel (siehe S. 35) wird in dünne Scheiben geschnitten, auf die man jeweils eine Messerspitze Topfen (Quark) auftragen kann. Davon wird ein kleiner (!) Bissen so lange gekaut, bis ein flüssiger Semmel-(Topfen)-Speichelbrei entsteht, der schließlich einen leicht süßlichen Geschmack erhält. Süßlich, weil die Speichelfermente die Semmelstärke zu Zucker abgebaut haben. Noch nicht schlucken! Nun wird ein kleines Löffelchen Milch dazu „gesüppelt" (wie Suppe eingenommen) und mit dem Semmel-(Topfen)-Speichelbrei in der Mundhöhle vermischt, so daß die Speichelfermente auch die Milch vorverdauen können. Erst dann wird geschluckt. So wird bis zur leichten Sättigung gegessen. Dann sofort aufhören.

> *Wichtig! Die Art der Nahrungsaufnahme ist für den Kurerfolg entscheidend! Ohne die vorgeschriebene Eßkultur kann kein hervorragender Heilerfolg erzielt werden!*

Die *Monotonie:* Die Auswahl der zum Frühstück angeführten Varianten steht frei, jedoch sollten Frühstück und Abendimbiß der *Milden Ableitungsdiät (MAD)* immer weitgehend gleich sein, bzw. so selten als möglich gewechselt werden, da die Monotonie einen wichtigen Schon- und Heilfaktor darstellt.

Wer bei seinen Mahlzeiten die Eßkultur nach *Mayr* richtig praktiziert, der erzielt eine angenehme, lang anhaltende Sättigung, weil die ideal mund*vor*verdaute Nahrung besser verwertet wird. Zwischen Frühstück und Mittagessen soll tunlichst eine Pause von rund fünf Stunden bestehen. Bei richtigem Essen des Frühstücks stellt sich meist erst kurze Zeit vor dem Mittagessen ein gesundes Hungergefühl ein.
Pflege des Hungers (Appetits): Ein keinesfalls quälendes, sondern gesundes Hungergefühl oder – was dasselbe ist – ein kräftiger Appetit, einige Zeit vor der nächsten Mahlzeit, ist die *Voraussetzung für die*

Einnahme eines weiteren Essens. Fehlt diese, dann sollte man unbedingt mit dem Essen warten, auch auf die „Gefahr“ hinaus, einmal eine Mahlzeit zu überspringen.

- *Ohne Hunger kein Essen!*
- *Ohne Hunger keine gute Verdauung!*
- *Ohne Hunger keine Gesundheit!*

Daher pflege man das Auftreten seines Hungers!

Tafel IV

Merksätze zur Eßkultur nach F. X. Mayr

1. *Keine Zeit für Essen haben,* heißt Gesundheit untergraben!
   Nimm Dir mindestens ½ Stunde Zeit!
2. *Richte die Speisen appetitlich an!*
   Iß am freundlich gedeckten Tisch!
3. *Nimm in Dankbarkeit Dein „täglich Brot" zu Dir!*
   Millionen Menschen leiden bitteren Hunger!
4. *Nimm nur kleine Bissen in den Mund!*
5. *Kaue sorgfältig und speichle jeden Bissen ein!*
   Gut gekaut ist halb verdaut!
6. *Genieße jeden Bissen ausschmeckend!*
7. *Iß in Stille, Behaglichkeit und Muße!*
8. *Konzentriere Dich nur auf das Essen!*
   Betrachte die Aufnahme und Umwandlung von Speise in Körpersubstanz schlicht als Wunder!
9. *Verschiebe große Gespräche, Zeitunglesen, Fernsehen auf später!*
10. *Sorge für ein kaufähiges Gebiß!*
    Ein passendes künstliches Gebiß ist schlechten eigenen Zähnen überlegen.

- Zur vollen Nahrungsverwertung gehört reichlich Bewegung an Frischluft!
- Je weniger Bewegung – desto weniger Essen – desto leichtere Kost!
- Nach jedem Essen soll man sich wohlfühlen!
- Wer nach dem Essen müde wird, Völle, Magendruck oder ähnliches verspürt, hat *zuviel* gegessen!
- Bedränge keinen Menschen zum Mehressen!
- Ärgere weder Dich noch andere vor, während oder nach dem Essen!

- *Faste,* wenn Du keinen Hunger hast!
- *Faste,* wenn Du keine Zeit zu ruhigem Essen hast!
- *Faste,* wenn Du überfordert oder übermüdet bist!
- *Faste,* wenn Du krank bist!
- Essen soll in erster Linie die Gesundheit erhalten; in zweiter Linie – durch Einschränkung und Umstellung – die Gesundheit wiederherstellen; in dritter Linie der elementaren Freude und dem kultivierten Genuß dienen. *Doch ohne rechtes Maß gereicht es niemandem zum Segen!*

3. Gliederung der Milden Ableitungsdiät

Wenn der Vater einer Krankheit oft unbekannt ist, die Mutter ist immer die Ernährung. *Volksspruch*

Es sind drei Stufen zu unterscheiden:

1. *Milde Ableitungsdiät I (MAD I)* enthält die am leichtesten verdauliche Kost;
2. *Milde Ableitungsdiät II (MAD II)* ist die mittlere Koststufe;
3. *Milde Ableitungsdiät III (MAD III)* enthält bereits schwerer verdauliche Kost.

Wenn vom Arzt nicht anders verordnet, beginnt man mit der *Milden Ableitungsdiät I* und geht nach einigen Wochen auf die nächste und übernächste Stufe über.

Wem die anfängliche Mühe in die Einarbeitung noch Sorge bereitet, der denke an das Wort von *Hindhede:*

„Nicht durch die Apotheke, sondern durch die Küche führt der Weg zur Gesundheit!"

Allen Lesern, die zunächst nicht mit dem Studium der Kochrezepte beginnen wollen und sich mehr für die allgemeinen Grundlagen interessieren, seien folgende Kapitel empfohlen:

- Zubereitung von Gemüse (S. 233)
- Qualitätsmerkmale von Fleisch, Fisch, Geflügel (S. 236)
- Kräutertee (S. 239)
- Fett (S. 241)
- Gewürze und Kräuter (S. 244)
- Die Kur-Ausleitung (S. 249)
- Richtlinien für gesündere Ernährung (S. 256)
- Biologische Wertigkeit der Nahrungsmittel (S. 265)
- Säure-Basen-Haushalt (S. 277)

Die Milde Ableitungsdiät I (MAD I)

Frühstück der Milden Ableitungsdiät I (MAD I)

Zur Auswahl stehen:

1. Milch (+ Malzkaffee) + Kursemmel + Topfen (Quark)

● *Milch:* Falls erhältlich und verträglich ist rohe, kurz auf die erwünschte Temperatur erwärmte Milch am günstigsten. Es ist die aus eigener Erfahrung bekömmlichste Milchart zu wählen, wobei Vorzugsmilch, Babymilch oder gute Sauermilcharten (Sanoghurt, Biogarde, Bioghurt) empfohlen werden.

● *Malzkaffee:* Flockt die Süßmilch aus, wodurch sie besonders leicht verdaulich wird. Auch als Babykost bewährt. Alle Fertig-Malzkaffee-Arten sind erlaubt. Wer Milch sehr gut verträgt, kann sie allein zu sich nehmen, ansonsten ist Beigabe von Malzkaffee günstiger.

● *Kursemmel:* Diese ist ein altbackenes Weißgebäckbrötchen. Sie stellt zwar ein wertarmes Nahrungsmittel dar, besitzt aber für die Kur als leicht verdaulicher Eß- und Kauschuler enorme Bedeutung. Nach der Kur soll sie – falls verträglich – durch biologisch wertvolleres Brot ersetzt werden. Die Kursemmel muß altbacken sein, 3–4 Tage alt, schnittfest, kaum mehr eindrückbar, so daß sie zum gründlichsten Kauen und Einspeicheln *zwingt!* Zu frische weiche Semmeln sind ungeeignet! Die täglich auf Vorrat frisch zu kaufenden Semmeln sollen in einem trockenen Zimmer auf einer Stellage auf einem Tuch oder Pergamentpapier in Reih und Glied gelagert und luftgetrocknet werden. Vor dem Essen sind sie in 9–10 kleine Scheibchen zu schneiden. Die Kursemmel wird während der ganzen *Milden Ableitungskur* als Kauschuler verwendet. Sind die Semmeln zu weich, kann man sie früher zerschneiden, wodurch sie rascher lufttrocknen (Notlösung).

● *Topfen (Quark):* Am besten ist zunächst der 10%ige Magerquark zu verwenden.

oder:

2. Kräutertee + Kursemmel + Quark

● *Kräutertee:* Je nach Wahl. Mild entkrampfend wirken Anserine, Fenchel, nervenberuhigend Melisse, Johanniskraut, besonders wohlschmeckend ist auch Lindenblüte (Tafel VII, S. 240).

Zubereitung:
Eine Prise Tee (die von 3 Fingerspitzen erfaßte Menge) wird in ein Haarsieb gegeben und mit siedendem Wasser ($^1/_4$ Liter) überbrüht, 2 Minuten ziehen gelassen und abgeseiht. Falls erlaubt und verträglich, wird ein Teelöffel (TL) echter Bienenhonig (nicht mehr) und etwas Zitronen- oder Orangensaft hinzugefügt.

Bienenhonig enthält Glukose, Fruktose, Spurenelemente, Aminosäuren, Fermente, Inhibine. In gut verschlossenem Geschirr aufbewahren, nie über 50° C erwärmen, da sonst Zerstörung der Fermente. Honig ist als *Gewürz* zu verwenden. Angegebene Menge nicht überschreiten!

oder:

3. Hafer- oder Weizen- oder Reisschleim

(s. Rezeptteil)

Alle Rezepte sind für 2 Personen berechnet!

Abkürzungen:

KH = Kohlenhydrate
Ew = Eiweiß
F = Fett
EL = Eßlöffel
TL = Teelöffel

1

Hafer- oder Weizenschleim*
(Kochzeit ca. 5 Min.)

Pro Person	190 kcal mit Milch
	51,35 g KH
	16,28 g Ew
	12,45 g F

Zutaten:

1/4 l Gemüsebrühe oder Wasser

3 gehäufte EL (60 g) Hafer- oder Weizenflocken kaltgewalzt (möglichst aus biologischem Anbau)

1/4 l Frischmilch (Vorzugsmilch oder Babymilch). Falls Milch nicht erwünscht: nur Gemüsebrühe oder Wasser verwenden.

Wenig Meersalz (falls nicht erhältlich, Vollsalz verwenden)

Zubereitung:

1. Gemüsebrühe oder Wasser aufwallen lassen.
2. Hafer- oder Weizenflocken zugeben, 2 Min. kochen.
3. Milch zugeben, salzen, unter Rühren weitere 3 Minuten kochen lassen (nicht kürzer).
4. Evtl. durch ein nicht zu feines Sieb passieren.

Zur Berechnung aller Nährwerte wurde die große Nährwerttabelle von Prof. Dr. med. *H.-D. Cremer* verwendet.

---

* Es kommt auch die Verwendung von biologischen Fertigschleimprodukten (Reformhaus) wie Weizenflocken, Haferschmelzflocken, Reisschleim in Betracht. Der Fertigschleim wird in Wasser aufgelöst und mit roher Milch angereichert. *Nachteil:* Etwas schwer verträglich.

(2)

Gemüse- oder Basenbrühen

keine Kalorien

Für die Herstellung dieser Brühen wird nur einwandfreies, ungespritztes Gemüse verwendet, wobei kräftig schmeckende Sorten zu bevorzugen sind: Karotten, Sellerie, Stangensellerie, Fenchel, Petersilienwurzeln. Auch Kartoffeln (basisch) sind immer günstig. Weniger geeignet sind Zucchini und Auberginen. Später kann man auch die etwas schwerer verdaulichen Kohlgemüsearten, Hülsenfrüchte oder auch Zwiebel, Karfiol (Blumenkohl), Lauch und Knoblauch versuchen. Die Mischung der Gemüse entscheidet über den guten Geschmack. Man schneidet das Gemüse so klein als möglich und setzt es einem großen Topf mit kaltem Wasser zu. Dann wird etwas Vitam-Hefewürze und etwas Steinsalz oder Meersalz beigefügt und das Ganze ca. 30–40 Minuten mehr ziehen als kochen gelassen. Dann durch ein Tuch (Etamin) seihen, nachschmecken und kleinschluckweise einnehmen.

Das ausgelaugte Gemüse kann noch einmal mit kaltem Wasser angesetzt werden. Damit lassen sich Basensuppen oder Basensaucen aufgießen. Sie sind viel wertvoller als bloßes Wasser.

Wer wenig Zeit hat, kann die Gemüsemischung sauber verpackt einfrieren und dann immer frisch zusetzen. Die Brühe einzufrieren ist hingegen nicht empfehlenswert.

Bei guter Verträglichkeit kann man später diese einfache Mischung durch Zugabe weiterer Sorten aufwerten, wie durch Kohlgemüsearten, Spargelstangen, Lauch, Liebstöckel, Zwiebel und Knoblauch. Gut abgeschmeckt mit etwas Sojasauce und kräftig gewürzt gibt dies eine Grundlage für alle klaren Suppen ohne Fleisch mit verschiedenen Einlagen auf vegetarischer Basis.

Zutaten:

(Kochzeit ca. 30 Min.)
3 l Wasser
500–700 g Gemüse (nach Jahreszeit gemischt)
1 Knoblauchzehe
ca. 25 g Zwiebel
4 Lorbeerblätter /
3–4 Gewürznelken
1 TL Wacholderbeeren /
Muskatnuß
Meersalz, evtl. frischen Liebstöckel und Selleriegrün

Zubereitung:

1. Wurzelgemüse mit Bürste unter fließendem Wasser gut reinigen – evtl. schälen und sehr klein schneiden oder grob faschieren.
2. In den Kochtopf geben.
3. Mit Wasser aufgießen, Gewürze sowie Kräuter zugeben und ca. 20 Min. mehr ziehen als kochen lassen. Durch ein Leinentuch oder Sieb seihen und evtl. mit etwas Vitam-Hefewürzeextrakt und frisch geriebener Muskatnuß nachwürzen.

③

Gofio-Brei

Pro Person 121 kcal
21,15 g KH
5,85 g Ew
1,90 g F

Gofio war die Nationalspeise der Ureinwohner der Kanarischen Inseln. Es wird das ganze Getreidekorn (Dinkel oder Weizen, Hafer, Buchweizen oder Mais) in einer großen, flachen Pfanne unter ständigem Rühren leicht geröstet und anschließend fein gemahlen.

Das Mehl hat einen nußartigen Geschmack, ist nahrhaft und leicht bekömmlich. Beim Rösten muß auf mittlere Hitze geachtet werden, damit die Getreidekörner leicht gebräunt, aber nicht verbrannt werden.

Zutaten:

3 gehäufte EL Gofio-Mehl (70 g) aus Dinkel oder Mais usw.
ca. 1/2 l Wasser (evtl. zur Hälfte Milch)
1 TL Bienenhonig
ganz wenig Vollsalz

Zubereitung:

1. Gofio-Mehl mit kaltem Wasser anrühren und zum Kochen bringen.
2. Gut 5 Minuten unter mehrmaligem Rühren (mit dem Schneebesen) kochen lassen.
3. Vor dem Anrichten Honig zugeben und mit etwas Salz würzen.

Verschiedene Variationsmöglichkeiten:

1. 70 g Gofio-Mehl mit ca. 100 g Wasser verkneten. Eventuell leicht salzen und mit 1 TL Honig und 1 EL geriebenen Mandeln anreichern. Eine längliche Wurst formen und diese in Folie wickeln. Auch zum Kauen bei Wanderungen!
2. Das Gofio-Mehl kann in die warme Milch eingerührt werden. Mehrere TL auf 1 Tasse Milch oder Malzkaffee.

3. Gofio-Mehl mit Wasser dicklich rühren und mit Honig und kaltgepreßtem Öl anreichern. Wenig salzen (für *MAD III).*
4. Gofio-Mehl mit frisch gepreßtem Möhrensaft oder anderen Gemüsesäften mischen. Mit etwas Honig und Salz abschmecken (für *MAD III).*

Siehe auch Rezept Nr. 3!

Das Mehl kann in verschließbaren Glas-, Ton- oder Plastikbehältern aufbewahrt werden. Optimal bleibt vor Verwendung frisch gemahlenes Mehl!

Mittagessen der Milden Ableitungsdiät I (MAD I)

Die Basensuppen

Eine gute Küche ist die beste Medizin. *de Pomiane*

Das Essen der *MAD* wird mit Basensuppen (Gemüsepüreesuppen) eingeleitet. Diese werden aus verschiedenen, vorwiegend der Jahreszeit entsprechenden Gemüsen – ohne Fett und ohne Mehl – hergestellt („quer durch den Gemüsegarten"). Sie beinhalten zahlreiche, vom Körper in dieser Form leicht aufzunehmende *Vitalstoffe,* vor allem Mineral- und Spurenelemente, und führen dem sich während der Kur von Schadstoffen, besonders von Säuren, wie Harnsäure, befreienden Organismus basische Substanzen zu. So unterstützen sie die Heilvorgänge. Da die Nahrung des heutigen Menschen überwiegend aus säurebildenden und basenraubenden Nahrungsmitteln besteht (S. 277), sind Basensuppen auch für Dauerkost zu empfehlen.

Achtung! Alle Suppen, Schleime oder sonstwie schlecht einzuspeichelnde Speisen sollen mit der zum Kauen zwingenden Kursemmel eingenommen werden!

Das Kochen bzw. Garen von Basensuppen soll immer ein langsames Ziehenlassen bei zugedecktem Kochgeschirr sein. Bei zu starker Hitze würde zuviel Flüssigkeit verdunsten und die Suppen würden in der Konsistenz zu dick werden. Am besten schmecken die Basensuppen, wenn sie im Mixer püriert und sofort serviert werden. Bei ungespritzten frischen jungen Gemüsen ist Legieren nicht nötig! Die nachstehenden Rezepte 4–8 sind je nach erforderlicher Verdauungsleistung abgestuft. Die optimale Schonung bietet die Stufe 1, danach wird langsam aufgewertet und die Verdauungsleistung mehr gefordert.

④

Basensuppe Stufe 1

(Kochzeit ca. 20 Min)

Pro Person 94 kcal
19,20 g KH
2,60 g Ew
0,70 g F

Zutaten:

250 g geschälte rohe Kartoffeln
ca. 3/4 l Gemüsebrühe (oder Wasser mit Vitam-Hefewürze)
etwas Vollsalz oder Meersalz, frisch geriebene Muskatnuß
1 EL frisches Kerbelkraut
1–2 TL Tamari Sojasauce oder Hefeflocken

Zubereitung:

1. Kartoffeln in kleine Stücke schneiden, in einen Kochtopf geben und mit Gemüsebrühe auffüllen.
2. Salzen und weichkochen lassen.
3. Im Mixglas pürieren und mit Muskatnuß, Sojasauce und frischem Kerbel abschmecken.

Diese Suppe ist gleichzeitig *Grundlage für alle Kräutersaucen.* Die Suppe läßt sich mit 1 EL Butter und 1–2 EL Sahne oder Sauerrahm abrunden und aufwerten.

5

Basensuppe Stufe 2

(Kochzeit ca 20 Min.)

Pro Person 82 kcal
17,20 g KH
2,20 g Ew
0,70 g F

Um besonders vorsichtig zu sein, mischt man bei dieser Variante zu den Kartoffeln nur eine Gemüsesorte dazu.

Zutaten:

150 g geschälte rohe Kartoffeln
100 g Sellerieknolle geschält (oder Petersilienwurzeln)
3/4 l Gemüsebrühe (oder Wasser mit Vitam-Hefewürze)
etwas Vollsalz, frisch geriebene Muskatnuß
1 EL frische Gartenkräuter
1–2 TL Tamari-Sojasauce

Zubereitung:

Wie bei Variante 1. Die Kräuter werden zum Schluß im Mixglas mitgemixt. Bei guter Verträglichkeit gibt man noch 1–2 EL Sahne (Rahm) oder Sauerrahm ins Mixglas. Die Suppe sieht dann besser aus – und schmeckt auch besser.

6

Basensuppe Stufe 3

(Kochzeit ca. 20 Min.)

Pro Person	108 kcal
	15,20 g KH
	2,50 g Ew
	14,30 g F

Zum Unterschied von Variante 1 und 2 mischt man mehrere Gemüsesorten miteinander. Butter und Sahne können, aber müssen nicht verwendet werden.

Zutaten:

100 g geschälte rohe Kartoffeln
100 g Fenchelknolle (Finocchio) *oder* gelbe Rüben oder Pastinaken
50 g Bleichsellerie (geschält) oder Sellerie oder Petersilienwurzel
(1 EL Butter)
3/4 l Gemüsebrühe
(2 EL Sahne oder Sauerrahm)
etwas Vollsalz oder Meersalz und frisch geriebene Muskatnuß
1 EL frisches Fenchelgrün oder Kerbel oder Majoranblätter oder gemischte Küchenkräuter
1–2 TL Tamari Sojasauce oder Hefeflocken

Zubereitung:

Wie bei Variante 1 und 2. Die Suppe kann schon im Mixglas gewürzt und abgeschmeckt werden.

(7)

Basensuppe Stufe 4

(Kochzeit ca. 20 Min.)

Pro Person	108 kcal
	14,20 g KH
	2,80 g Ew
	12,20 g F

Bei dieser Zubereitungsform kann das kleingeschnittene Gemüse mit den Kartoffeln bereits in Butter angeschwitzt werden. Dabei darf das Gemüse keine Farbe nehmen, es verbessert sich aber das Aroma. Dann wird mit Gemüsebrühe aufgefüllt, alles weichgekocht, im Mixglas püriert – gewürzt und abgeschmeckt.

Verschiedene Gemüsemischungen, kombiniert mit ein paar Kartoffeln, lassen die Suppen immer wieder anders schmecken. Frische Gartenkräuter, reichlich verwendet, runden den Geschmack sehr gut ab. Zusätzlich kann die Suppe mit Sahne (Rahm) oder Sauerrahm und Butter angereichert werden. Bei Sauerrahm nicht mehr kochen, sonst gerinnt die Suppe.

Zutatenbeispiel:

50 g Kartoffeln
50 g Sellerie (oder Fenchel oder Bleichsellerie)
50 g Blumenkohl (oder Broccoli oder Zucchini)
50 g Karotten (oder gelbe Rüben)
50 g Petersilienwurzeln (oder Pastinaken oder Champignons), (alles frisch und küchenfertig geputzt)
3/4 l Gemüsebrühe (oder Wasser mit Vitam-Hefewürze)
1 EL Butter
2 EL Sahne oder Sauerrahm
etwas Vollsalz oder Meersalz und frisch geriebene Muskatnuß
1 EL frische Gartenkräuter
1–2 TL Tamari Sojasauce oder Hefeflocken oder Gomasio (Reformhaus)

8

Basensuppe Stufe 5

(Kochzeit ca. 20 Min.)

Pro Person	114 kcal
	16,20 g KH
	2,80 g Ew
	13,40 g F

Diese Form der Zubereitung ist die schmackhafteste. Man verwendet schwerer verdauliche Gemüse wie Erbsen, Kohlrüben, Broccoli, Blumenkohl, Wirsing usw. Es gibt immer dieselbe Küchentechnik – und doch immer wieder eine andere Suppe. Falls verträglich und erwünscht, können auch Knoblauch und Zwiebel verwendet werden. Wenn das Gemüse fein geschnitten wird, muß man die Suppe nicht unbedingt pürieren.

Zutatenbeispiel:

ca. 50 g Blumenkohl (oder Fenchel oder Pastinaken)
ca. 50 g Kohlrabi (oder weiße Rüben oder Schwarzwurzeln oder Spargel)
ca. 50 g Broccoli (oder Mangold oder Spinat oder Tomaten)
ca. 50 g Kartoffeln (oder Sellerie oder Petersilienwurzeln)
ca. 50 g Wirsing (oder Kohl oder Kohlsprossen oder Zucchini)
ca. 50 g Zwiebel oder Lauch (oder Paprikaschoten)
2 Knoblauchzehen (oder 1 Bund Bärlauch)

Zubereitung:

1. Feingeschnittene Zwiebel oder Lauch und gepreßte Knoblauchzehe in Öl oder Butter anschwitzen.
2. Kleingeschnittene Gemüsemischung zugeben und wieder kurz anschwitzen.
3. Mit Gemüsebrühe auffüllen – weichkochen – und mit Salz, Muskat, Gartenkräutern, Sojasauce, Hefeflocken und evtl. Rahm abschmecken.
4. Die Suppe entweder klar essen und mit ein paar geschnittenen und entkernten Tomatenwürfeln garnieren oder im Mixglas (wie bei Variante 1–4) eine pürierte Basensuppe machen.

Tip: Etwas dicker gehalten ergibt das einen idealen Gemüseeintopf, zu dem man als Hauptspeise noch weichgedämpfte Hirse, Perlweizen oder Dinkel zumischen kann.

(9)

Basensuppe Emma

(Kochzeit ca. 20–30 Min.)

Pro Person 95 kcal
20,35 g KH
2,70 g Ew
0,50 g F

Zutaten:

250 g geschälte rohe Kartoffeln
ca. 3/4 l Gemüsebrühe oder Wasser
etwas Majoran, Thymian, Kümmel, 1 Lorbeerblatt, wenig Meersalz
1 EL Sauerrahm um den Geschmack abzurunden (legieren)
1 TL frische feinstgehackte Gartenkräuter zum Garnieren,
etwas frisch geriebene Muskatnuß

Zubereitung:

1. Geschälte Kartoffeln klein würfeln; in den Kochtopf geben.
2. Gemüsebrühe oder Wasser zugeben, salzen – garen.
3. Ca. 10 Minuten vor Garwerden mit Majoran, Thymian, Kümmel und Lorbeerblatt würzen. Lorbeer wieder rausnehmen.
4. Im Mixglas oder mit dem Mixstab pürieren und mit Salz und Muskatnuß nachwürzen.
5. Frische Gartenkräuter feinstgehackt zugeben.
6. Mit Sauerrahm (gut abgerührt) vollenden (legieren).
   Nicht mehr kochen!

Die allgemein üblichen Kartoffelsuppen mit in heißem Fett gerösteten Zwiebeln und Mehl (Einbrenne) sind ungünstig, da schwer verdaulich.

(10)

Pro Person 81 kcal
16,60 g KH
2,25 g Ew
0,60 g F

Basensuppe Frieda
(Kochzeit ca. 20 Min.)

Zutaten:

150 g geschälte rohe Kartoffeln
100 g junges Wurzelwerk: Karotten, Sellerie, Petersilienwurzel abgeschabt oder geschält
ca. 3/4 l Gemüsebrühe (Wasser)
etwas Meersalz und frisch geriebene Muskatnuß
1 EL Sauerrahm
1 TL frische kleinstgehackte Gartenkräuter wie Kerbelkraut, Zitronenmelisse oder Kresse

Zubereitung:

1. Wurzelwerk waschen und in kleine Stücke schneiden.
2. Kartoffeln würfeln, zum Wurzelwerk zugeben und mit Gemüsebrühe auffüllen.
3. Salzen und leicht kochen lassen.
4. Im Mixglas oder mit dem Mixstab pürieren und abschmecken.
5. Mit Sauerrahm (gut abgerührt) legieren.
6. Frischgehackte Kräuter darüberstreuen.

Durch das Zerkleinern der gegarten Masse mittels Mixer oder Mixstab entsteht eine sämige Püree-Grundsuppe, welche nach Belieben noch mit Gemüsebrühe gestreckt werden kann. Wird die Suppe im Mixglas gemacht, so kann man die Kräuter und den Sauerrahm gleich zugeben!
Bei guter Verträglichkeit kann man noch zusätzlich Butterflocken in die Suppe geben. Alle Gemüsepüreesuppen können so mit Kalorien angereichert werden, oder ohne Butter und Sauerrahm sehr kalorienarm gehalten werden. Im Schnitt haben die angegebenen Basensuppen pro Tasse 120 kcal oder 504 kJ.

Tip: Zum Würzen der Basensuppen eignen sich speziell im Winter alle in Öl eingelegten Frischkräuter (Seite 245).

11

Pro Person 57 kcal
9,65 g KH
2,35 g Ew
0,90 g F

Basensuppe Sellerie

(Kochzeit ca. 20 Min.)

Zutaten:

250 g junge frische Sellerieknollen – geschält
ca. $^{3}/_{4}$ l Gemüsebrühe oder Wasser
1 EL Sauerrahm, Crème fraîche oder Sahne
1 TL frische feinstgehackte Gartenkräuter wie Petersilie, Kresse oder Kerbelkraut
Meersalz/Selleriegrün

Zubereitung:

1. Sellerieknollen waschen und in kleinere Würfel schneiden.
2. Mit Gemüsebrühe oder Wasser auffüllen, Selleriegrün zugeben und garkochen.
3. Mittels Mixer oder Mixstab pürieren, würzen und mit Sauerrahm legieren.

(12)

Pro Person 74 kcal 14,90 g KH 2,05 g Ew 10,65 g F

Basensuppe Gudrun

(Kochzeit ca. 20 Min.)

Zutaten:
100 g geschälte
rohe Kartoffeln
150 g junge Karotten
(Möhren) abgeschabt
ca. 3/4 l Gemüsebrühe
oder Wasser
1 EL Sauerrahm / etwas
frisch geriebene Muskat-
nuß
1 TL frische feinstge-
hackte Brennessel oder
Bachkresse

Zubereitung wie Rezept Nr. 11

Tip: Bei allen Gemüsepüreesuppen kann man Brotcroûtons (entrindete, gewürfelte und im Rohr gebräunte Kursemmeln) zum Darüberstreuen verwenden.

(13)

Pro Person 66 kcal 12,05 g KH 2,45 g Ew 10,80 g F

Basensuppe Fenchel

(Kochzeit ca. 30 Min.)

Zutaten:

50 g geschälte rohe Kartoffeln
200 g Fenchel kochfertig zugerichtet (äußere Schalen entfernt)
ca. $^3/_4$ l Gemüsebrühe oder Wasser
1 EL Sauerrahm
Meersalz, Koriander, Muskatnuß
1 EL frisches feinstgehacktes Fenchelgrün

Zubereitung:

1. Geputzten Fenchel halbieren (Strunk keilförmig herausschneiden), waschen und wie die Kartoffeln in grobe Würfel schneiden.
2. Mit Gemüsebrühe oder Wasser aufgießen, salzen und garen.
3. Pürieren (mittels Mixglas oder Mixstab), noch im Glas mit Sauerrahm legieren, abschmecken und mit Fenchelgrün garnieren.

(14)

Pro Persön 78 kcal
4,65 g KH
2,70 g Ew
0,65 g F

Basensuppe Agnes

(Kochzeit ca. 20 Min.)

Zutaten:

150 g rohe Kartoffeln geschält
75 g Sellerieknolle oder/und Petersilienwurzel geschält
25 g Blattspinat (evtl. tiefgefroren)
ca. 3/4 l Gemüsebrühe (Wasser)
1 EL Sauerrahm
Meersalz, Muskatnuß gerieben und 1 Bund Liebstöckel

Zubereitung:

1. Sellerie oder/und Petersilienwurzel sowie Kartoffeln waschen, schälen und in gröbere Würfel schneiden.
2. Mit Gemüsebrühe oder Wasser aufgießen und garen. Liebstöckel und Salz zugeben.
3. Im Mixglas pürieren und mit Sauerrahm legieren.
4. Nachwürzen und gedämpften, grobgehackten Blattspinat zugeben.

(15)

Pro Person 116 kcal
14,70 g KH
4,10 g Ew
4,40 g F

Basensuppe Milli

(Zubereitungszeit ca. 5 Min.)

Zutaten:

$^{1}/_{4}$ l Gemüsebrühe oder Wasser und $^{1}/_{4}$ l Milch
2 EL Maizena (Maisstärke) oder Nestalgel (gestrichen voll)
4 EL Gemüsebrühe (kalt)
1 EL Kümmel (in Leinentuch gebunden einhängen)
1 TL frische feinstgehackte Gartenkräuter wie Kresse oder Sauerampfer oder Kerbel

Zubereitung:

1. Milch mit Gemüsebrühe kurz aufkochen.
2. Maisstärke oder Nestalgel mit 4 EL Gemüsebrühe anrühren, der kochenden Suppe beifügen, mit Schneebesen gut durchrühren, noch einmal kurz aufkochen, vom Herd nehmen, würzen, Gewürzballen 10 Min. einhängen, herausnehmen und mit Kräutern und etwas frisch gemahlenem Kümmel garnieren.

(16)

Pro Person 67 kcal 13,90 g KH 2,60 g Ew 0,10 g F

Basensuppe Spargel

(Kochzeit ca. 20 Min.)

Zutaten:

100 g junger Spargel
frisch (geschält) oder
Schwarzwurzeln
ca. 3/4 l Wasser von den
gekochten Spargel-
schalen
150 g rohe Kartoffeln
geschält, Meersalz,
etwas frisch geriebene
Muskatnuß
1 EL frischgehacktes
Kerbelkraut
2 EL süßer Rahm

Zubereitung:

1. Spargel vom Kopf zum Stielende schälen, Spargelköpfe abschneiden und als Einlage zur Seite geben.
2. Spargelstangen und Kartoffeln grob schneiden, mit dem Spargelfond aufgießen und weichkochen.
3. Die Suppe im Mixglas pürieren, Rahm und Kerbelkraut zugeben, den Mixer noch einmal kurz einschalten und die Suppe nachwürzen.
4. Zuletzt die gedämpften Spargelköpfe als Einlage dazugeben.

(17)

Pro Person 82 kcal 17,20 g KH 2,75 g Ew 0,55 g F

Basensuppe Seraphine

(Kochzeit ca. 20 Min.)

Zutaten:

ca. $^{3}/_{4}$ l Gemüsebrühe oder Wasser
50 g Blumenkohl (Karfiol) kochfertig zubereitet
200 g Kartoffeln geschält und gewürfelt
1 EL Sauerrahm / etwas frisch geriebene Muskatnuß
Meersalz, einige Tropfen Zitronensaft
1 EL frische Gartenkräuter wie abgezupfte Majoranblätter, Thymianblätter und Kerbelkraut

Zubereitung:

1. Blumenkohl in Rosen teilen, waschen, abtropfen lassen und mit den Kartoffelwürfeln in einen Kochtopf geben.
2. Mit Gemüsebrühe oder Wasser aufgießen, salzen und garen lassen.
3. Im Mixglas oder mit dem Mixstab pürieren.
4. Mit Sauerrahm legieren, mit frischen Kräutern, Meersalz, Muskatnuß und Zitronensaft abschmecken.

(18)

Pro Person 58 kcal 7,95 g KH 4,0 g Ew 1,10 g F

Basensuppe Christine

(Kochzeit ca. 20 Min.)

Zutaten:

Ca. 3/4 l Gemüsebrühe oder Wasser
200 g junge Petersilienwurzeln geschält
50 g rohe Kartoffeln geschält
1 EL Sauerrahm, Crème fraîche, Crème double oder süßer Rahm
frisch geriebene Muskatnuß
1 EL frisches feinstgehacktes Kerbelkraut
Meersalz

Zubereitung:

1. Kartoffeln und Petersilienwurzel waschen, kleine Würfel schneiden, in den Kochtopf geben, mit Gemüsebrühe auffüllen und weichkochen.
2. Die Suppe unter Zugabe von Sauerrahm im Mixglas pürieren.
3. Mit frischem Kerbelkraut und Muskatnuß abschmecken.

19

Pro Person 73 kcal
14,25 g KH
1,45 g Ew
0,70 g F

Basensuppe Ulrike

(Kochzeit ca. 20 Min.)

Zutaten:

100 g rohe Kartoffeln geschält
100 g junge Sellerieknollen geschält
50 g Karotten geschält
ca. 3/4 l Gemüsebrühe (Wasser)
1 EL Sauerrahm oder süßer Rahm
Meersalz, 1 TL Hefeflocken, 1 TL frische Thymianblätter

Zubereitung:

1. Kartoffeln, Karotten und Sellerieknolle schälen und in kleinere Würfel schneiden.
2. Mit Gemüsebrühe auffüllen und garen.
3. Im Mixglas mit dem Sauerrahm pürieren, nachwürzen und mit frischen Kräutern garnieren.

Viele weitere Varianten von Basensuppen können durch individuelle Gemüsemischungen zubereitet werden. Das Grundrezept, 250 g kochfertiges Gemüse auf ca. 3/4 l Gemüsebrühe oder Wasser, soll aber beibehalten werden.

Diese „leicht bekömmlichen Basensuppen" sind auch außerhalb der *MAD (Milden Ableitungsdiät)* empfehlenswert. Dabei können dann auch andere als die hier empfohlenen Gemüsearten verwendet werden. Würfelig geschnittenes und gedämpftes Gemüse kann als zusätzliche Einlage in die Basensuppe gegeben werden. **Auch etwas Frischgemüse kann zuletzt mitgemixt werden.**

Hauptspeisen der Milden Ableitungsdiät (MAD I)

Zu den Hauptspeisen gehören:

- zarte, leicht verdauliche und schonend zubereitete Gemüse
- leicht verdauliche, bekömmlich zubereitete Getreidegerichte
- etwa jeden dritten Tag etwas Fleisch oder Fisch.

Die Speisen sind einfach und schnell herzustellen. Getreidegerichte erhalten Gemüsezulagen, zu Fleisch- und Fischgerichten gibt man immer Basensaucen und Kartoffeln, um die säurespendende Wirkung von Fleisch oder Fisch auszugleichen. Die angeführten Hauptspeisen haben im Schnitt pro Person 420 kcal oder 1760 kJ.

(20)

Pro Person 260 kcal 48,0 g KH 3,80 g Ew 5,50 g F

Maisgrieß mit Sauerrahm und Gemüse

Zutaten:

120 g Maisgrieß
(Polenta) = 1 Tasse
180 g Gemüsebrühe
oder Wasser
etwas Vollsalz oder
Meersalz
4 EL Sauerrahm
2 EL Tamari Sojasauce
1 EL Hefeflocken
200 g Zucchini oder
Karotten in Scheiben
geschnitten

Zubereitung:

1. Polentagrieß in einem Topf (ohne Fett) anrösten.
2. Mit Gemüsebrühe aufgießen – salzen – aufkochen lassen.
3. Kochplatte zurückschalten und zugedeckt etwa 15 Minuten dämpfen.
4. Mit Hilfe eines Eisportionierers anrichten.
5. Den Sauerrahm verrührt mit Sojasauce und Hefeflocken dazugeben.

Dazu serviert man im Kocheinsatz gedämpfte Karotten oder Zucchini, evtl. mit etwas Basensauce gemischt.

Tip: Anstatt Sauerrahm kann man auch einen Schöpfer Basensauce, angereichert mit Sojasauce und Hefeflocken (siehe Rezept Seite 69) zur Polenta geben. Ab *MAD II* eignet sich auch fein geschroteter Mais.

(21)

Pellkartoffeln mit Salz und Butter

Pro Person 330 kcal
30,80 g KH
4,20 g Ew
20,80 g F

Zutaten:

400 g mehlige Kartoffeln mit Schale
50 g Butter
etwas Vollsalz, Meersalz oder Kräutersalz (Reformhaus)

Zubereitung:

1. Die gut gewaschenen Kartoffeln im Dampftopf oder Kocheinsatz weich dämpfen.
2. Gut heiß pellen, in dickere Scheiben schneiden und mit Salz und Butter essen.

Tip: Achten Sie auf gute Kartoffelsorten. Man kann auch geschälte Kartoffeln im Dampftopf garen, doch mit Schale zubereitet sind sie schmackhafter und biologisch wertvoller.

(22)

Pro Person 183 kcal 3,90 g KH 4,50 g Ew 14,20 g F

Tofuschnitzel mit Karotten

Zutaten:

200 g Tofu (Sojaquark)
1–2 EL Sauerrahm / 1 EL Sojasauce / 1 TL Hefeflocken
etwas Vollsalz

Zubereitung:

1. Tofu mit der Gabel fein zerdrücken und mit Sauerrahm, Sojasauce und Hefeflocken mischen.
2. Wenig salzen, Schnitzel formen und im Dampf- oder Backofen erwärmen.

Zutaten:

200 g Karotten
20 g Butter
ca. ¼ l Mineralwasser
evtl. 1 TL frisches Kerbelkraut fein geschnitten

Zubereitung:

1. Karotten schälen und in feine Scheiben schneiden.
2. Karottenscheiben in einer Pfanne mit Butter kurz anschwitzen.
3. Mit Mineralwasser auffüllen und weichdünsten lassen. Zuletzt Kerbelkraut untermischen.

Tip: Weniger schmackhaft – aber noch einfacher: Karottenscheiben im Dampftopf weichdämpfen. Dazu paßt eine Kräuter-Basensauce (S. 69) oder Sauerrahm mit Sojasauce und Hefeflocken (S. 60).

23

Kartoffeln mit Fenchel und Karotten

Pro Person 270 kcal
25,30 g KH
6,10 g Ew
15,50 g F

Zutaten:

200 g Fenchel geputzt
100 g Karotten geschält
etwas Fenchelgrün /
Vollsalz
2 EL Sahne
2 größere Kartoffeln
4 EL Sauerrahm, 2 EL
Sojasauce und 1 EL
Hefeflocken mischen.

Zubereitung:

1. Kartoffeln im Kocheinsatz weich dämpfen.
2. Äußere Fenchelschalen entfernen, Fenchelgrün abzupfen, Strunk wegschneiden und Fenchel in Streifen schneiden, Karotten putzen und in Scheiben schneiden.
3. Fenchel und Karotten im Dampftopf oder Kocheinsatz weichdämpfen. Etwa 1/3 vom Fenchel im Mixglas mit Sahne und evtl. etwas Gemüsebrühe zu einer dickeren Sauce pürieren und mit dem restlichen Gemüse mischen.
4. In die gedämpften, aufgebrochenen Kartoffeln Sauerrahm-Sojasauce mit Hefeflocken füllen und zum Gemüse servieren.

Tip: Das Gemüse kann mit etwas Butter, kaltgepreßtem Öl, Sojasauce oder Hefeflocken aufgewertet werden. Im Bedarfsfall kann auch Sojasauce allein verwendet werden. Oder man mischt die Basensauce (Rezept S. 69) mit Tamari-Sojasauce und Hefeflocken.

Da sich Basen- und Kräutersaucen mit geringeren Gemüsemengenangaben schwer zubereiten lassen, behalten Sie immer etwas Sauce zum eventuellen Nachservieren zurück. Mit Gemüsebrühe verdünnt wird wieder eine Basensuppe daraus.

(24)

Kartoffelauflauf Stufe I

Pro Person 267 kcal
35,70 g KH
7,80 g Ew
10,20 g F

Zutaten:

350 g Kartoffeln mit Schale (mehlige Sorte)
2–3 EL dicker Sauerrahm
evtl. 150 g in Scheiben geschnittene Karotten und Petersilienwurzeln
1 TL frischgehacktes Kerbelkraut
Vollsalz/frisch geriebene Muskatnuß

Für die Sauce:

4 EL Sauerrahm
2 EL Tamari-Sojasauce
1 EL Hefeflocken mit
1 EL frischgehackten Gartenkräutern vermischen.

Zubereitung:

1. Kartoffeln im Dampftopf oder Kocheinsatz weichkochen, pellen und dünnblättrig in eine Schüssel schneiden. Gemüse weichdämpfen.
2. Kartoffelscheiben und evtl. Gemüse mit Salz, Muskat, Gartenkräuter, Sojasauce, Hefeflocken und Sauerrahm vermischen.
3. Gut gewürzte Kartoffelmasse in eine ausgebutterte Auflaufform oder aufs Backblech streichen und im Backofen bei 150° C heiß machen. Herausstechen und mit Sauerrahm-Sojasauce servieren.

Tip: Der Kartoffelauflauf kann später mit Mozzarella, Tomaten, Champignons etc. erweitert werden (siehe Rezept S. 77). Das Ei wird bewußt eingespart.

(25)

Pro Person 272 kcal 43,0 g KH 6,40 g Ew 10,40 g F

Hirse mit Karotten

Zutaten:

80 g Goldkernhirse (oder Perlweizen) gewaschen
120 g Gemüsebrühe oder Wasser
etwas Vollsalz
4 EL Sauerrahm
2–3 EL Sojasauce
200 g Karotten
20 g Butter
ca. 1/4 l Mineralwasser

Zubereitung:

1. Hirse in einem Kochtopf ohne Fett kurz anrösten und mit Gemüsebrühe (S. 39) aufgießen, salzen.
2. Einmal aufkochen lassen, dann Kochplatte zurückschalten und zugedeckt etwa 15 Minuten weichdämpfen.
3. Anrichten und mit verrührtem Sauerrahm mit Sojasauce und Karotten (Rezept S. 62) servieren.

Tip: Auch zu diesem Gericht paßt bestens eine Basensauce (S. 69), aufgewertet mit Sojasauce und Hefeflocken.

(26)

Pro Person 248 kcal 21,90 g KH 6,40 g Ew 13,50 g F

Zucchini mit Kartoffeln

Zutaten:

300 g Zucchini
2 Tomaten
4 EL Sahne oder Wasser
25 g Butter
1 EL Tamari-Sojasauce
1 EL Hefeflocken
4 mittelgroße Kartoffeln mit Schale
etwas Vollsalz

Zubereitung:

1. Zucchini in dünne Scheiben oder feine Streifen schneiden.
2. In einer großen Pfanne mit Butter anschwitzen, salzen und mit Sahne weichdünsten. Evtl. mit Sojasauce und Hefeflocken anreichern.
3. Kartoffeln mit Schale im Dampftopf weichdämpfen. Tomaten überbrühen, häuten, in kleine Würfel schneiden und zum Zucchinigemüse mischen. Mit Kartoffeln servieren.

Tip: Man kann das Zucchinigemüse auch im Kocheinsatz weichdämpfen und mit Basensauce (Rezept S. 69) mischen. Oder man reicht dazu 4 EL Sauerrahm mit 2 EL Sojasauce und 1 EL Hefeflocken verrührt.

(27)

Pro Person	398 kcal
	54,10 g KH
	18,20 g Ew
	10,40 g F

Nudelauflauf

Zutaten:

150 g Bandnudeln
ca. 2 EL Sauerrahm
Gewürze
etwas Vollsalz
100 g Karotten
100 g Petersilienwurzeln

Tofusauce:

200 g Tofu
2 EL Sojasauce
2 EL Hefeflocken
1 EL Gartenkräuter frisch
3 EL Sauerrahm

Zubereitung:

1. Zuerst Sauerrahm und Sojasauce ins Mixglas geben, dann zerdrückten Tofu mit Hefeflocken und Gartenkräutern dazugeben.
2. Karotten und Petersilienwurzeln putzen, in dünne Scheiben schneiden und im Dampftopf garen. Mixen.
3. Nudeln in Salzwasser nicht zu weich kochen und abseihen.
4. Gekochte, noch heiße Nudeln mit Gemüse und Sauerrahm mischen. In eine gebutterte Auflaufform geben, mit Folie abdecken und im Ofen heißmachen.
5. Aus der Form stechen und mit Tofusauce servieren.

Tip: Tofusauce und Sauerrahmsauce (S. 64) eignen sich auch als Salatsauce.

(28)

Perlweizen oder Boulgour mit Gemüse

Pro Person 485 kcal
81,30 g KH
19,60 g Ew
12,10 g F

Boulgour ist vorgekochter Hartweizen und kann anstelle von Hirse, Mais oder anderen Getreidesorten ins Menü eingebaut werden.

Zutaten:

1 Tasse Boulgour
2 ½ Tassen Gemüsebrühe oder Wasser
Vollsalz
200 g Karotten- oder Petersilienwurzeln oder Zucchini

Sauce:

200 g Tofu
2 EL Tamari Sojasauce
2 EL Hefeflocken
1 EL Gartenkräuter
3 EL Sauerrahm
(Die Zutaten im Mixglas fein pürieren.)

Zubereitung:

1. Boulgour in einem Topf mit Gemüsebrühe aufkochen lassen. Salzen.
2. Ohne Deckel ca. 15 Minuten weiterköcheln lassen, bis die Flüssigkeit verdunstet ist.
3. Mit einer Fleischgabel auflockern und anrichten.
4. Mit gedämpftem Karotten- oder Zucchinigemüse und obiger Tofusauce oder aufgewerteter Basensauce (Rezept S. 69) servieren.

Tip: Mit etwas Sauerrahm gebunden kann man aus Boulgour Schnitzel (wie Tofuschnitzel Rezept S. 62) oder einen Auflauf (wie Kartoffelauflauf Rezept S. 64) machen.

(29)

Polentaknödel mit Kerbelsauce und Gartengemüse

Pro Person 461 kcal
70,50 g KH
11,55 g Ew
15,0 g F

Zutaten
Polentaknödel:
120 g Polentagrieß
(Mais) = 1 Kaffeetasse
180 g Wasser =
1,5 Tassen
1 Eigelb
50 g Rahm, Sauerrahm
oder Crème fraîche
etwas Vollsalz, frisch
geriebene Muskatnuß
10 g Butter

Zubereitung:

1. Butter im Kochgeschirr schmelzen und Polentagrieß darin kurz anschwitzen.
2. Salzen, mit Wasser auffüllen und einmal aufkochen lassen.
3. 15 Minuten bei zurückgeschalteter Kochstufe ausdünsten lassen.
4. Vom Herd nehmen und mit einer Fleischgabel auflockern (kann auch so serviert werden).
5. Etwas überkühlen lassen und Eigelb, Sauerrahm, Salz und Muskatnuß untermischen.
6. Kurze Zeit ruhen lassen, dann 4 Knödel formen und diese 10 Minuten in köchelndes Salzwasser legen. Beim Formen mit nassen Händen arbeiten und die Masse gut pressen.

Zutaten
Kerbelsauce:
150 g Kartoffeln geschält
10 g Butter
1 EL Sauerrahm
1 Bund Kerbelkraut (20 g)
etwas Salz und frisch
geriebene Muskatnuß
450 g Gemüsebrühe oder
Wasser

Zubereitung:

1. Kartoffeln klein schneiden und (später mit etwas Lauch oder Zwiebeln) in Butter kurz anschwitzen.
2. Mit Gemüsebrühe (siehe S. 39) aufgießen und zugedeckt garköcheln lassen.
3. Gewürze, frisches Kerbelkraut und Sauerrahm zugeben und mit dem Mixstab oder im Mixglas pürieren.

4. Eventuell mit mehr oder weniger Gemüsebrühe strecken, falls die Sauce zu dick sein sollte.

Zutaten

Gartengemüse:
100 g Karotten
100 g Sellerieknolle
50 g Zucchini
etwas Vollsalz, etwas frisch geriebene Muskatnuß

Zubereitung:

1. Karotten und Sellerie schälen. Karotten der Länge nach halbieren und (am besten mit einem gezackten Buntemesser) in dickere Scheiben schneiden. Sellerie und Zucchini ebenso passend dazuschneiden.
2. Karotten und Sellerie im Dampftopf knackig garen, dann erst Zucchini kurz mitdämpfen.
3. In einer Pfanne mit einem kleinen Schöpfer obiger Kerbelsauce durchschwenken und würzen.

Anrichteweise:

Etwas Kerbelsauce auf den Teller geben, je 2 Knödel mit einem Netzschöpfer daraufheben und das Gemüse seitwärts anrichten. Mit frischem Kerbelkraut garnieren. Zur Auflockerung kann man auch ein paar Spinatblätter in wenig Butter gedünstet über das Gemüse verteilen oder das Gemüse im Suppenteller servieren, Knödel obenauf.

(30)

Kartoffellaibchen mit Minzensauce und Zucchinigemüse

Pro Person	382 kcal
	43,80 g KH
	7,20 g Ew
	19,70 g F

Zutaten
Kartoffellaibchen:

350 g Kartoffeln mit Schale
15 g Butter
Vollsalz, frisch geriebene Muskatnuß
Vollmehl zum Bestäuben

Zubereitung:

1. Kartoffeln waschen und im Dampftopf garen. Noch heiß pellen und etwas gröber aufraffeln.
2. Mit Salz, Muskatnuß und zerlassener Butter gut abschmecken.
3. 4 fingerstarke Laibchen formen, diese auf ein bemehltes Backblech legen und im vorgeheizten Ofen bei 220° C ca. 10 Minuten knusprig braun backen. Oder am Griller zubereiten.

Zutaten
Minzensauce:

100 g Kartoffeln geschält
10 g Butter
1 EL Sauerrahm, Vollsalz
10 g frische Minzenblätter
300 g Gemüsebrühe (Rezept S. 39)

Zubereitung:

1. Kartoffeln kleinschneiden, in Butter kurz anschwitzen, mit Gemüsebrühe auffüllen und garkochen.
2. Mit Sauerrahm, Salz und frischen Minzenblättern im Mixglas oder mit dem Mixstab pürieren.
3. Ein paar Minzenblätter zum Garnieren zurückbehalten. Sauce evtl. mit Gemüsebrühe verdünnen.

Zutaten	*Zubereitung:*
Zucchinigemüse:	1. Zucchini putzen, waschen und in nicht zu dünne Scheiben schneiden.
200 g schlanke Zucchini geputzt	2. In einer Pfanne mit Butter anschwitzen und immer wieder durchschwenken.
100 g Tomaten geschält und entkernt	3. Nach ca. 5 Minuten Tomatenwürfel zugeben und gut abschmecken.
20 g Butter	
Vollsalz, Muskatnuß frisch gerieben	

Etwas Sauce auf 2 Tellern anrichten, Kartoffellaibchen daraufgeben und Zucchinigemüse seitwärts anrichten. Restliche Sauce dazureichen. Die Kartoffellaibchen können für kürzere Zeit gut zugedeckt im Kühlschrank aufbewahrt werden, bevor sie in den Ofen geschoben oder gegrillt werden.

> *Tip:* Fortgeschrittene können diese einfachen Kartoffellaibchen mit in Butter geschwenkten Champignons vermischen oder mit einer Scheibe Mozzarella-Käse belegt überbacken.

(31)

Tofu-Bällchen im Gemüsebett

Pro Person 404 kcal 52,90 g KH 18,80 g Ew 18,70 g F

Tofu ist ein natürlich gewonnener Sojaquark, der vakuumverpackt im Handel erhältlich ist, aber auch selbst hergestellt werden kann.

Zutaten

Tofu-Bällchen:

150 g Tofu frisch
1 Vollwertsemmel (60 g)
1 Eidotter, Vollsalz, Muskatnuß, Pfeffer aus der Mühle
30 g feinst geriebener Käse (Emmentaler)
20 g Vollwertbrösel
1 EL frischgehackte Petersilie
15 g feinst geschnittene, gedämpfte Karottenwürfelchen

Zubereitung:

1. Tofu durch die feinste Scheibe des Fleischwolfes drehen. Semmel in Wasser einweichen, ausdrücken und auch faschieren. (Später etwas Zwiebel oder Lauch in Butter anrösten und mitfaschieren.)
2. Mit allen Zutaten gut vermischen und die Masse 1/2 Stunde kühlstellen. Dann ein Probebällchen kochen.
3. Mit nassen Händen kleine Bällchen zu ca. 50 g formen und 10 Minuten in köchelndem Salzwasser mehr ziehen als kochen lassen.

Zutaten

Gemüsebett:

5 g Butter
60 g Sellerieknolle geschält
100 g Karotten abgeschabt
60 g Petersilienwurzel abgeschabt
60 g Zucchini geputzt
50 g frische Spinatblätter
Vollsalz, Muskatnuß frisch gerieben

Zubereitung:

1. Das Gemüse mit einer Bürste unter fließendem Wasser gut reinigen (dann können die Schalen für Gemüsebrühe weiterverwendet werden) und abschaben oder schälen.
2. Zucchini wie Karotten eventuell der Länge nach halbieren und mit einem gezackten Buntemesser in dicke Scheiben schneiden. Sellerie und Petersilienwurzel ebenfalls schneiden.
3. Das Gemüse im Dampftopf knackig dämpfen (Zucchini später dazugeben) und mit Salz und Muskatnuß würzen. Mit angeführter Sauce vermischen, nachwürzen und in 2 Suppentellern anrichten.
4. Spinatblätter waschen, abtropfen, in Butter kurz anschwitzen und über das Gemüse verteilen. Tofu-Bällchen mit einem Netzschöpfer herausnehmen und darauf anrichten.

Zutaten

Sauce:

100 g Sellerieknolle geschält
10 g Butter
300 g Gemüsebrühe (siehe S. 39) oder eventuell Wasser
2 EL Sauerrahm, Crème fraîche, Crème double oder Rahm
1 EL frisches Kerbelkraut

Zubereitung:

1. Sellerie klein schneiden, in Butter kurz anschwitzen, mit Gemüsebrühe auffüllen und garkochen.
2. Mit Sauerrahm, Salz, Muskatnuß und Kerbelkraut im Mixglas oder mit dem Mixstab pürieren.

Tip: Besonders Empfindliche meiden das Anschwitzen in Butter oder geben diese hinterher zur gemixten Suppe oder Sauce. Bei allen Suppen und Saucen können Sie beliebig durch Zugabe von mehr oder weniger Rahm oder Butter die Kalorienzufuhr steuern.

32

Fencheltopf mit Rinderschinken und Polenta

Pro Person 512 kcal
78,90 g KH
19,45 g Ew
12,50 g F

Zutaten

Fencheltopf:

600 g Fenchelknolle, geputzt ohne Stiel und Strunk ergibt
250 g Fenchelfleisch
evtl. 70 g Rinderschinken
1/4 l Wasser
100 g Kartoffeln geschält
10 g Fenchelgrün gehackt
10 g Butter
1 EL Crème fraîche
Vollsalz

Zubereitung:

1. Äußere Fenchelschalen entfernen, Stiele abschneiden, Fenchelgrün abzupfen, Fenchelknollen halbieren, den Strunk rausschneiden und Knollen in dickere Scheiben schneiden.
2. Kartoffeln in dickere Scheiben schneiden, Schinken kleinwürfelig schneiden.
3. Fenchel und Kartoffeln in Butter anschwitzen, mit Wasser auffüllen und ca. 8 Min. zugedeckt knackig weich dünsten.
4. Ca. 100 g Fenchelfleisch rausnehmen, mit Flüssigkeit und Crème fraîche im Mixglas pürieren und wieder untermischen.
5. Rinderschinken und Fenchelgrün untermischen und mit Vollsalz würzen.

Zutaten
Polenta:
100 g Polenta (Maisgrieß)
150 g Wasser
10 g Butter, Vollsalz

Zubereitung:

1. Polentagrieß in Butter kurz anschwitzen, salzen und mit Wasser auffüllen.
2. Einmal aufkochen und bei milder Hitze 15 Minuten zugedeckt ausdämpfen lassen.
3. Mit einer Fleischgabel auflockern und die Polenta mit Hilfe eines kleinen, angefeuchteten Eisportionierers anrichten.

Anrichteweise:
Entweder im Suppenteller mit Polenta darauf oder auf Fleischteller mit Polentaplätzchen daneben anrichten.

Tip: Der Fencheltopf kann für einen Auflauf verwendet werden, wenn Sie das geschnittene Fenchelgemüse im Dampftopf weichdämpfen, mit 2–3 EL dickem Sauerrahm und evtl. einem Eidotter vermischen, zusätzlich 50 g Mozzarella gewürfelt zugeben und weitere 50 g Mozzarella zum Bestreuen. Die Masse darf nicht zu weich sein. In einer ausgebutterten Auflaufform hockerförmig anrichten und bei 220° C 10 Min. überbacken.

(33)

Kartoffelauflauf mit Mozzarella und Rinderschinken

(für 2 Personen)

Pro Person 458 kcal 38,50 g KH 18,80 g Ew 23,55 g F

Zutaten

Kartoffelauflauf:

350 g Kartoffeln mit Schale
80 g dicker Sauerrahm oder Crème fraîche
50 g Rinderschinken, klein gewürfelt
Etwas frischgehackte Petersilie
evtl. 1 Eidotter, Vollsalz, frisch geriebene Muskatnuß
80 g Mozzarella-Käse in kleine Würfel geschnitten

Zubereitung:

1. Kartoffeln waschen und im Dampftopf garen. Noch heiß pellen, halbieren und in dicke Scheiben schneiden.
2. Mit allen Zutaten und der Hälfte Mozzarella vermischen und gut würzen.
3. In einer ausgebutterten Auflaufform höckerförmig anrichten oder daumenstark auf ein Backblech streichen.
4. Mit restlichem Mozzarella bestreuen und im vorgeheizten Ofen 220° C ca. 10–15 Minuten überbacken.

Zutaten

Zitronenmelissesauce:

100 g Kartoffeln geschält
10 g Butter
2 EL Rahm
Vollsalz
10 g frische Zitronenmelisse
300 g Gemüsebrühe (Rezept S. 39)

Zubereitung:

1. Kartoffeln kleinschneiden, in Butter kurz anschwitzen, mit Gemüsebrühe auffüllen und garkochen.
2. Mit Sahne, Salz und Melisse im Mixglas oder mit dem Mixstab pürieren.
3. Ein paar Melisseblätter zum Garnieren zurückbehalten. Sauce eventuell mit Gemüsebrühe verdünnen.

Tip: Wenn die Aufläufe in empfohlener Art und Weise gemacht werden, was auch bei allen Gemüsen möglich ist, wird auf die schwer verdauliche Mehlschwitze verzichtet, z. B. Fenchelauflauf, Zucchini-Tomatenauflauf, später auch Karfiolauflauf (Blumenkohlauflauf).
Der Auflauf wird wie eine Lasagne mit frischer Zitronenmelissesauce serviert. Restliche Sauce extra reichen, mit Melisseblättern garnieren.
Fortgeschrittene können zum Kartoffelauflauf (später angereichert mit angeschwenkten Champignons und Lauch oder Zwiebeln) auch einen zarten Blattsalat (Vogerlsalat, Kopfsalat, Zupfsalat), angemacht mit Vollsalz, kaltgepreßtem Öl und naturreinem Essig, dazuessen.

(34)

Gratiniertes Zucchinigemüse mit Kressesauce und Ofenkartoffeln

Pro Person 385 kcal
41,85 g KH
13,45 g Ew
22,80 g F

Zutaten

Gratinierte Zucchini:

300 g schlanke Zucchini (3 Stück)
10 g Butter
60 g Butterkäse oder milder Schafskäse
Vollsalz, geriebene Muskatnuß
100 g abgezogene Tomaten, ausgehöhlt und in kleine Würfel geschnitten

Zubereitung:

1. Zwei Zucchini waschen, Strunk entfernen, der Länge nach halbieren und mit einem Teelöffel aushöhlen.
2. Ausgehöhltes Zucchinifleisch mit restlichem Zucchini, insgesamt 100 g, in kleine Würfel schneiden.
3. Butter in den Kochtopf geben und Zucchiniwürfel darin bei milder Hitze knackig weich dämpfen.
4. Mit Salz und Muskat würzen und den kleingeschnittenen Käse und Tomatenwürfel daruntermischen. Zur Seite stellen.
5. Ausgehöhlte Zucchinihälften kurz vor dem Servieren kernig weich dämpfen und mit den heißgemachten Zucchiniwürfeln füllen.
6. Mit je einem Teelöffel Sauerrahm überziehen und kurz gratinieren.

Zutaten Kressesauce:	*Zubereitung:*
100 g Kartoffeln geschält 10 g Butter 2 EL Rahm, Vollsalz, Muskatnuß, frisch gerieben 1 Bund Gartenkresse (oder weniger Bachkresse) 300 g Gemüsebrühe (Rezept S. 39) oder evtl. Wasser	1. Kartoffeln klein schneiden (später mit etwas Lauch oder Zwiebel), in Butter kurz anschwitzen. 2. Mit Gemüsebrühe auffüllen, zugedeckt garköcheln lassen und vom Herd nehmen. 3. Im Mixglas oder mit einem Stabmixer im gleichen Topf unter Zugabe von Rahm, Kresse, Salz und Muskat pürieren. 4. Falls die Sauce zu dick sein sollte, mit etwas Gemüsebrühe strecken und nachwürzen.

Zutaten Ofenkartoffeln:	*Zubereitung:*
150 g geschälte Kartoffeln in dickere Scheiben geschnitten etwas zerlassene Butter zum Bestreichen, Vollsalz, Kümmel gemahlen	1. Die Kartoffeln kernig weich dämpfen und auf ein Backblech aufschichten, das vorher mit zerlassener Butter bestrichen wird. 2. Mit Salz und Kümmel bestreuen und im vorgeheizten Ofen bei 220° C ca. 15 Minuten überbacken bis die Kartoffeln goldbraun sind. Das kann man auch unter einem Gratiniergerät (Salamander) machen.

Anrichteweise:

Bei diesem Menü kann alles vorbereitet werden. Die Zucchini sind in 2 Minuten gedämpft, werden mit der erwärmten Füllung gefüllt und mit den Kartoffeln gratiniert. Später kann die Füllung unter Zugabe von angeschwenkten Champignons und/oder etwas Vollwertreis und/oder Tofu-Würfelchen variiert werden.

Zuerst die Kressesauce über 2 Teller verteilen, mit frischer Kresse bestreuen und Zucchini und Ofenkartoffeln daraufsetzen.

(35)

Tofu-Gemüsekrapferln mit Basilikumsauce und Hirseknödeln

Pro Person 588 kcal
83,90 g KH
18,95 g Ew
19,45 g F

Zutaten
Gemüsekrapferln:
100 g Tofu frisch (Sojaquark)
50 g Karotten abgeschabt
50 g Sellerie geschält
50 g Zucchini geputzt
60 g Vollwertbrötchen
1 Eidotter
Vollsalz, frisch geriebene Muskatnuß
(später etwas Lauch in Butter anschwitzen und mitfaschieren)

Zubereitung:
1. Tofu und eingeweichte Vollwertsemmel durch die feine Scheibe des Fleischwolfes drehen.
2. Gemüse in sehr kleine Würfelchen schneiden und weichdämpfen (Zucchini später dazugeben).
3. Tofu mit Gewürzen und Zutaten vermischen und 1/2 Stunde kühlstellen.
4. 4 daumenstarke Laibchen formen und diese auf ein bemehltes Backblech legen (kann so vorbereitet werden).
5. Im vorgeheizten Ofen bei 220° C ca. 10 Minuten überbacken bis sie goldbraun sind.

Zutaten
Basilikumsauce:
100 g Kartoffeln geschält
10 g Butter
300 g Gemüsebrühe (Rezept S. 39)
2 EL Rahm oder Sauerrahm
10 g frisches junges Basilikum

Zubereitung der Sauce wie auf den S. 77–80.

Zutaten

Hirseknödel:

100 g Goldkernhirse
10 g Butter
150 g Wasser
1 Eidotter
1 eingeweichte Vollwertsemmel, faschiert
Vollsalz, gehackte Petersilie

Zubereitung:

1. Hirse waschen und abtropfen lassen. In Butter kurz anschwenken, mit Wasser auffüllen und aufkochen.
2. Hitze zurückschalten und mit Deckel ca. 15 Minuten weichdünsten, auflockern und in eine Schüssel geben.
3. Mit Eidotter, Salz und Petersilie würzen, Semmel zugeben und die Masse $^1/_2$ Stunde in den Kühlschrank stellen.
4. Mit nassen Händen kleine Knödel rollen und diese 10 Minuten im Salzwasser ziehen lassen.

Anrichteweise:

Etwas Basilikumsauce, darauf zwei Gemüsekrapferln und daneben je zwei kleine Hirseknödel. Restliches zum eventuellen Nachservieren.

Tip: Man kann die Hirseknödel auch im Gemüsebett (siehe S. 73) servieren oder sehr nett mit Karottengemüse (siehe S. 62). Wollen Sie die Knödel als Süßspeise, so geben Sie etwas Honig zur Grundmasse und servieren Sie dazu frisches Fruchtmark. Wenn das Ei eingespart werden muß, dann gibt man die Hirse wie Reis als Beilage (ohne Semmel).

(36)

Pro Person 324 kcal 51,10 g KH 9,75 g Ew 8,80 g F

Auberginen-Gemüsetopf mit Dinkel

Zutaten

Gemüsetopf:

150 g Auberginen (evtl. Fenchel)
100 g Karotten
100 g schlanke Zucchini
15 g Butter
100 g Dinkel-Getreide (oder evtl. Hirse)
1 l Wasser
5 g Bohnenkraut
100 g Fenchel geputzt
Vollsalz, frisch geriebene Muskatnuß
wenig Galgantwurzel frisch gemahlen
100 g Tomaten
1 EL Sauerrahm

Kochzeit 30 Minuten

Zubereitung:

1. Auberginen schälen und in große Würfel schneiden. Karotten schälen und in dickere Scheiben schneiden, Zucchini und Fenchel auch in Scheiben schneiden, Tomaten schälen und achteln.
2. Butter in einem Kochtopf schmelzen lassen, Dinkel waschen, abtropfen, zugeben, kurz anschwitzen und mit Wasser aufgießen.
3. 30 Minuten kochen lassen, nach etwa 10 Minuten Karotten zugeben, nach weiteren 10 Minuten das restliche Gemüse zugeben und ohne Deckel garkochen.
4. Vom Herd nehmen und mit feingehacktem Bohnenkraut, frisch geriebener Muskatnuß, Salz und wenig Galgant (in Pulverform) würzen. Sauerrahm zuletzt unterrühren.

Anrichteweise:
Diesen Gemüsetopf servieren Sie am besten in 2 Suppentellern, garnieren mit etwas Sauerrahm und frisch gehacktem Bohnenkraut.

Tip: Die Galgantwurzel gibt es in der Apotheke zu kaufen. Mit einer Gewürzmühle kann man die Wurzeln pulverisieren und wie Pfeffer als Gewürz verwenden. Vorratsmäßig wird das Pulver am besten in einem verschraubbaren Glas oder Tongefäß aufbewahrt.
Die Stammpflanze Galgant führt den Namen Alpina Galanga und gehört zu den Ingwergewächsen. Sie gilt als herzstärkendes Mittel und ist auch in Tablettenform erhältlich. Anstatt Dinkel kann man auch Hirse oder Perlweizen für den Gemüsetopf verwenden.

(37)

Pro Person 434 kcal
49,60 g KH
12,85 g Ew
20,25 g F

Hirseschnitzel mit Majoransauce und Karotten

Zutaten

Hirse-Gemüseschnitzel:

80 g Goldkernhirse (1 kl. Tasse)

120 g Wasser, Vollsalz (1½ Tassen)

100 g sehr klein geschnittene Zucchini-Würfelchen

10 g Butter

1 gehäufter EL Crème fraîche oder 80 g Speisequark

Zubereitung:

1. Hirse unter kaltem Wasser waschen und abtropfen lassen.
2. In einem Kochgeschirr mit Butter kurz anschwitzen und mit Wasser auffüllen.
3. Einmal aufkochen lassen, zurückschalten und ca. 15–20 Minuten zugedeckt weichdünsten und in eine Schüssel geben.
4. Mit weichgedämpften Zucchiniwürfelchen, Crème fraîche oder Quark, Vollsalz und frisch geriebener Muskatnuß vermengen und 4 kleine, daumenstarke Laibchen formen (kann vorbereitet werden).
5. Die Laibchen auf ein ausgebuttertes Backblech legen, mit Backpapier zudecken und kurz vor dem Servieren zum Warmmachen in den Ofen schieben. Oder kurz grillen bzw. braten.

Zutaten Majoransauce:

100 g Kartoffeln geschält
10 g Butter
1 EL Rahm oder Crème double
300 g Gemüsebrühe (Seite 39)
evtl. Wasser
Vollsalz, frisch geriebene Muskatnuß
1 Bund junger frischer Majoran (5 g) oder in Öl eingelegter Majoran

Zubereitung:

1. Kartoffeln klein schneiden und (später mit etwas Lauch oder Zwiebeln) in Butter kurz anschwitzen.
2. Mit Gemüsebrühe auffüllen und zugedeckt garköcheln lassen.
3. Gewürze, Majoranblätter und Sahne zugeben und mit dem Mixstab oder im Mixglas pürieren.
4. Eventuell noch etwas Gemüsebrühe zum Verdünnen nachgießen.

Zutaten Karottengemüse:

200 g schlanke Karotten abgeschabt (Zuckerkarotten)
20 g Butter
1/4 l Mineralwasser
etwas Vollsalz

Zubereitung:

1. Karotten in dünne Scheiben schneiden und in einer Pfanne mit Butter glasig schwitzen.
2. Mineralwasser zugießen und bis zum Weichwerden (knackig) einkochen lassen, evtl. nachgießen.
3. Wenn die Karotten gar sind, muß das Wasser verdunstet sein.

Anrichteweise:
Die Hirselaibchen können später mit einer Tomatenscheibe und Käse belegt gratiniert werden. Beim Anrichten gibt man einen Tupfer Sauerrahm auf die Laibchen und garniert mit frischen Kräutern. Dazu das Karottengemüse.

Fisch- und Fleischgerichte

Da die Mehrzahl der heutigen Menschen zu oft und zu viel tierisches Eiweiß verzehrt (Fleisch, Wurstwaren, Fisch, Eier, Käse usw.), sind die schon zuvor angeführten eiweißärmeren Rezepte für sie zu empfehlen. Die richtige Kostauswahl ist aber individuell enorm verschieden, weshalb es auch Personen gibt, die öfter Eiweißmahlzeiten benötigen. Anschließend folgen solche Rezepte, aber nicht für den täglichen Gebrauch. Diese Rezepte lassen sich innerhalb geschmacklicher Grenzen beliebig variieren und auch mit anderen Fischen, Fleischsorten, Zutaten oder Beilagen herstellen. Sie sind als Anregung aufzufassen, zur Herausforderung an Ihre Kreativität.

Grundsätzliches zu Fischgerichten

Über den richtigen Umgang mit Fisch

Frische:
Frische Fische haben volle, glänzende Augen, ihre Kiemen sind leuchtend rot, und ihr Fleisch ist fest.

Lagern:
Fische, die man lagern will, sollten immer ausgenommen und im ganzen (ohne Kopf) sein. Am besten lassen sich Seezunge und Steinbutt aufbewahren. Die „mittlere Lagerzeit“ liegt bei zwei bis drei Tagen, sie sollte bei keinem Fisch überschritten werden. Voraussetzung ist natürlich, daß man nur fangfrische Fische aufbewahrt.
Ideal für die Lagerung ist ein Edelstahlgefäß mit Loch-Einsatz für den Wasserablauf: auf den Einsatz ein Küchentuch legen, darauf die Fische plazieren und mit Eis bedecken.

Fillieren:
Wie die Forelle werden filliert: Lachs, Saibling, Seewolf, Kabeljau, Karpfen, Lachsforelle, Waller, Zander, Hecht. Es wird von der Schwanzflosse oder von einem Querschnitt hinter den Kiemen ausgehend entlang der Mittelgräte filliert.

Es ist am besten, wenn die Haut vom dünnen Ende her vom Fleisch getrennt wird.
Plattfische (Ausnahme: Seezunge und Rotzunge) werden wie der Steinbutt filliert.
Seezungen und Rotzungen zuerst an der Schwanzflosse einschneiden, die Haut mit Hilfe eines trockenen Geschirrtuchs abziehen und dann die Filets von der Mittelgräte her auslösen.

Zubereiten

Dampf:
Über einen kochenden Sud aus Weißwein, Kräutern und Gemüsen wird ein Loch-Einsatz gestellt, auf diesen werden die Fischstücke gelegt und zugedeckt je nach Größe acht bis zwölf Minuten gegart.

Pochieren:
In einer Sauteuse oder Kasserolle wird Fischfond mit etwas Butter und den dem Rezept entsprechenden Zutaten erhitzt. Darin die Fischfilets zugedeckt je nach Größe drei bis sieben Minuten garen.

Braten:
Langsam und bei milder Hitze mit Öl braten, bis der Fisch die gewünschte Farbe hat. Dann mit etwas Butter vollenden.

Grillen:
Nicht alle Fische eignen sich; die Gefahr des Austrocknens ist bei zarten Fischen besonders groß. Mit viel Gefühl zubereitet soll der Fisch saftig bleiben.

Gratinieren:
Die Fischfilets werden in eine Pfanne mit leicht erhitzter Butter gelegt (oder mit Butter bestrichen) und garen je nach Größe zwischen fünf und zehn Minuten bei starker Oberhitze. Ideal für Filets mit Kräuterkruste.

Folie:
In Pergamentpapier oder Alufolie können Fischfilets und ganze Fische bestens gegart werden. Vor dem Verschließen der Folie alle Gewürze und Aromen zugeben.

Die Ränder mehrmals umknicken, die Folie muß absolut dicht verschlossen sein. Gegart wird im 200 bis 250 Grad heißen Ofen, die Garzeit richtet sich nach der Größe des Fisches.

Saucen: Bei sämtlichen nun folgenden Fischgerichten können die Saucen mit Basensaucen (wie im Rezeptteil) oder dicker gehaltenen Basensuppen verlängert oder gestreckt werden.

(38)

Seezungen- oder Forellenfilet gedämpft mit Kartoffeln

Pro Person 190 kcal
22,80 g KH
20,50 g Ew
1,50 g F

Zutaten:

200 g Forellen- oder Seezungenfilets
etwas Zitronensaft
Vollsalz
1 EL Basilikum frisch
etwas Gemüsebrühe (Rezept S. 39.)
300 g Kartoffeln

Zubereitung:

1. Etwas gut gewürzte Gemüsebrühe (oder Wasser mit Vitam-Hefewürze) in das Kochgeschirr geben.
2. Filets mit Zitronensaft, feingeschnittenem Basilikum und evtl. etwas Salz würzen.
3. Die Filets auf einen Kocheinsatz legen, diesen in das Kochgeschirr mit Gemüsebrühe stellen und die Filets zugedeckt etwa 3–4 Minuten so garen, daß der Fisch noch saftig ist.
4. Kartoffeln schälen, weichdämpfen und zum Fisch servieren.

Dazu paßt eine Basensauce mit Basilikum (S. 81) oder Sauerrahm mit Sojasauce und Hefeflocken (S. 64).

Im Interesse des Säure-Basen-Haushaltes ist die Menge von Fisch oder Fleisch immer wesentlich geringer anzusetzen als die der Kartoffeln.

Tip: Auch eine Forelle blau oder jeder andere Fisch kann auf diese Art schonend und wohlschmeckend gedämpft werden. Denn auch der beste Fischsud bewirkt ein Auslaugen der Inhaltsstoffe.

(39)

Zanderfilet mit würziger Sauce und jungem Blattspinat

Pro Person 486 kcal 12,20 g KH 34,90 g Ew 32,10 g F

Zutaten
Zanderfilet:
1 Zander ca. 500 g
(ausgelöst 200 g)
Salz
etwas Zitronensaft
1/16 l Weißwein
1/16 l Fischfond

Zubereitung:

1. Zander schuppen, fillieren und enthäuten.
2. Die Filets portionieren, mit Salz und Zitrone würzen, in eine feuerfeste Form legen, etwas Fischfond und Weißwein (Riesling) angießen.
3. Im auf 190 Grad vorgeheizten Ofen vier bis sechs Minuten garen (oder in einer Pfanne mit Deckel).

Zutaten
Junger Blattspinat:
200 g junger Blattspinat
Butter, Salz, Pfeffer aus der Mühle, Muskatnuß

Zubereitung:

1. Den jungen Blattspinat entstielen, gut waschen und auf einem Sieb abtropfen lassen.
2. In einer Kasserolle wenig Butter erhitzen und den Spinat darin kurz schwenken. Mit Salz, Muskatnuß und Pfeffer würzen.

Zutaten

Würzige Sauce:

20 g Schalotten
20 g Staudensellerie
30 g Fenchel
30 g Butter
150 g Gräten von Seezungen
$^{1}/_{8}$ l Weißwein (Riesling)
1 TL Mehlbutter (gleiche Teile Mehl und Butter verknetet)
80 g Crème fraîche oder Sauerrahm
20 g Crème double oder Sahne
Salz
Zitrone
$^{1}/_{4}$ TL Dijon-Senf
1 EL geschnittener Schnittlauch

Zubereitung:

Die kleingeschnittenen Gemüse zusammen mit den Seezungengräten und wenig Butter in eine heiße Kasserolle geben.

Anschwitzen und mit Weißwein ablöschen, so viel Wasser zugießen, daß Gemüse und Gräten gerade bedeckt sind. Diesen Fond bei kleiner Hitze rund zwanzig Minuten köcheln lassen, durch ein feines Sieb seihen, in eine Kasserolle geben und einkochen. Mehlbutter einrühren, Crème fraîche und Crème double dazugießen, bis zur gewünschten Konsistenz einkochen. Mit Zitrone, Salz und Weißwein abschmecken, zum Schluß die restliche Butter in Flocken einschlagen.

Anrichteweise:

Die Zanderfilets auf dem Blattspinat anrichten, mit Senfsauce umgießen und servieren. Dazu passen kleingeschnittene Dampfkartoffeln.

Tip: Statt Zander können Sie auch jeden anderen Fisch wie z. B. Lachsfilet, Saibling, Forelle, Hecht usw. nehmen. Die Sauce kann zusätzlich mit etwas Basilikumsauce (S. 81) verlängert oder gestreckt werden.

(40)

Gratiniertes Steinbuttfilet auf Fenchel mit Tomaten

Pro Person 502 kcal
28,30 g KH
31,80 g Ew
26,70 g F

Zutaten

Steinbuttfilet:

200 g Steinbuttfilet
Butter, Salz, Zitrone
2 Scheiben Toastbrot ohne Rinde (50 g)
Fenchelkrautspitzen
einige Spritzer Pernod und Fischfond
1–2 Fleischtomaten (200 g)
2 kleine Fenchelknollen (200 g)

Zubereitung:

1. Die Tomaten über Dampf abziehen, entkernen und das Fruchtfleisch in feine Würfel schneiden.
2. Steinbuttfilet in vier gleichmäßige Teile schneiden, eine feuerfeste Platte mit Butter ausstreichen und mit wenig Salz bestreuen. Die Filets mit der Innenseite auf die Platte legen, von oben mit Salz und Zitrone würzen.
3. Toastscheiben durch ein Sieb drücken, damit feine Krümel entstehen, einige Fenchelkrautspitzen unter die Krümel mischen.
4. Die Innenseite der Steinbuttfilets (an denen die Butter haftet) durch die feine Panierung ziehen. Die Filets mit der panierten Seite nach oben wieder auf die Platte legen, mit zerlassener Butter beträufeln und mit Tomatenwürfeln bestreuen.
5. Einige Spritzer Pernod und Fischfond um die Filets geben. Im Gratiniergerät oder bei starker Oberhitze in drei bis fünf Minuten goldgelb gratinieren.
6. Fenchelknollen in gleichmäßige Streifen schneiden (die Abschnitte für die Sauce verwenden) und weichdünsten.

Zutaten

Fenchelsauce:

- 200 g Steinbuttgräten
- 1 Schalotte (30 g)
- Fenchelabschnitte
- 20 g Butter
- 1/16 l Weißwein
- 80 g Crème fraîche oder Sahne
- Salz, Zitrone
- 1 cl Pernod

Zubereitung:

Die Steinbuttgräten kleinschneiden und zusammen mit den Fenchelabschnitten und Schalotten in einer heißen, gebutterten Kasserolle gut anschwitzen. Den Weißwein und so viel Wasser zugeben, daß alle Zutaten im Topf gerade bedeckt sind.

Zwanzig Minuten bei milder Hitze köcheln lassen, durch ein Sieb passieren und zusammen mit der Crème fraîche dicklich einkochen. Mit Salz und Zitrone abschmecken, den Fond von den gratinierten Filets und etwas Pernod unter die Sauce rühren, vor dem Servieren etwa 20 Gramm kalte Butter – am besten mit dem elektrischen Rührstab – unterrühren.

Anrichteweise:

Den Fisch auf vorgewärmten Tellern anrichten, mit Sauce umgießen und Fenchelgemüse dazugeben. Ganz kleine, gedämpfte Nußkartoffeln passen immer dazu.

Tip: Es spielt keine Rolle, welchen Fisch (außer Aal und Karpfen) Sie für dieses Gericht verwenden, sofern dieser grätenfrei filiert ist.
Statt Fenchelsauce können Sie auch Basilikumsauce (S. 81) dazureichen oder beide Saucen mischen.

(41)

Pro Person 442 kcal 9,20 g KH 31,70 g Ew 23,40 g F

Gedämpftes Saiblingfilet mit Waldmeister und Weißweinsauce

Zutaten Saiblingfilet:

- 1 Saibling ca. 250 g
- 3–4 Waldmeisterstiele (oder Basilikum oder Estragon)
- 1/8 l Weißwein
- 1 Schalotte
- 1 Lorbeerblatt

Zutaten Weißweinsauce:

- 20 g Schalotten
- 1/2 dl trockener Weißwein
- 20 g Butter
- 6 cl Sahne
- 150 g fein geschnittene Wurzelstreifen aus: Sellerie, Karotten, Zucchini und gelben Rüben

Zubereitung:

1. Saibling fillieren und mit Pinzette die Gräten herausziehen.
2. Die Filets zusammen mit Waldmeister auf den Siebeinsatz eines Dampftopfs (Kocheinsatz) legen. Unten im Topf befinden sich Weißwein, Lorbeer und Schalottenwürfel. Etwa vier Minuten dämpfen. Vor dem Anrichten die Haut der Filets abziehen.
3. Die fein gewürfelten Schalotten in Butter andünsten, mit Weißwein auffüllen und einkochen, etwas frische Sahne dazugeben und weiter einkochen lassen.
4. Zuletzt mit der kalten Butter aufschlagen. Die Schalotten heraussieben.

Anrichteweise:

Filets mit Waldmeister auf den gedämpften Wurzelstreifen anrichten und mit der Weißweinsauce servieren.

Ein guter Ersatz für Waldmeister sind auch Fenchel- oder Dillblüten.

Als Garnierung nehmen Sie enthäutete und entkernte Tomatenwürfel, die Sie in einer Pfanne mit Basilikumstreifen und Butter anschwenken. Kleine, nußförmig geschnittene Dampfkartoffeln verteilen Sie über den Teller.

Tip: Statt Saibling können Sie auch Forelle oder Zander, Lachs, Hecht, Seezunge, Rotzunge, Steinbutt oder Heilbutt nehmen. Nährwertmäßig gesehen sind fast alle Fische gleich. Später müssen die Schalotten nicht mehr ausgesiebt werden.

42

Bachforelle mit Fenchel und Kresse in Rieslingsauce

Pro Person 368 kcal
5,70 g KH
21,80 g Ew
27,00 g F

Zutaten
Bachforelle:
1 Forelle 250 g
100 g Fenchelstreifen bzw. -stifte
20 g Brunnenkresseblätter
15 g Butter
Pfeffer, Salz, Cayenne
Zitronensaft

Zubereitung:
1. Bachforelle filletieren und Haut abziehen. Gräten und Kopf wässern, daraus einen Fischfond ziehen und für die Sauce verwenden (darum auch für den Fischfond Riesling nehmen).
2. Butter in eine flache Form geben und erhitzen, dazu die Fenchelstreifen.
3. Wenn das Gemüse fast gar ist, die mit Salz und Pfeffer gewürzten, übereinandergeklappten Fischfilets dazulegen und in den auf 180 Grad geheizten Ofen schieben. Vier bis sechs Minuten garen. (Das geht auch in einer Pfanne mit Deckel.)

Zutaten
Rieslingsauce:
1/8 l Fischfond (aus den Saiblinggräten)
3 cl trockener Riesling
1 cl Wermut
1 dl süße Sahne

Zubereitung:
Fischfond, Wein und Wermut auf ein Drittel einkochen, Sahne zugeben und weiter einkochen, bis die Sauce sämig wird. Der fertigen Sauce die Kresseblätter zufügen, mit Salz, Cayenne und Zitrone abschmecken.

Anrichteweise:
Fenchelstreifen auf vorgewärmten Tellern anrichten, darauf die Filets plazieren und mit Sauce umgießen. Statt Fenchel können Sie auch Zucchinistreifen nehmen. Geschälte, entkernte Tomatenwürfel passen als Garnierung immer gut dazu. Als Sättigungsbeilage nehmen Sie ein paar kleine Dampfkartoffeln.

Tip: Statt Forelle eignet sich ebenso Saibling, Felchen, Steinbutt oder Zander.
Die Rieslingsauce können Sie mit etwas Basilikum- oder Kressesauce (S. 79, 80, 81, 100) verlängern.

43

Lachsforellenfilets mit Basilikumsauce auf Blattspinat mit Petersilienkartoffeln

Pro Person 330 kcal
4,40 g KH
38,95 g Ew
14,30 g F

Zutaten Forellenfilets:

1 fangfrische Lachsforelle ca. 300 g
etwas Vollsalz und Zitronensaft

Zutaten Basilikumsauce:

Siehe S. 81. Zusätzlich gibt man bei Fischsaucen 2–3 EL Weißwein nach dem Mixen dazu.

Zubereitung:

1. Lachsforelle putzen, waschen und filetieren. (Mit einem scharfen Messer vom Schwanz beginnend entlang des Grätengerüstes fahren, am Kopf einschneiden und das erste Filet abheben. Das gleiche auf der Rückseite praktizieren und die Filets sauber von den Gräten befreien.)
2. Mit Zitronensaft bepinseln, salzen und auf der mit Öl bepinselten Grillplatte oder in der Pfanne bei geringer Hitze zart rosa garen, danach mit wenig zerlassener Butter bepinseln.
   Das macht man kurz vor dem Anrichten, sonst wird das Fleisch trocken.

Zutaten

Blattspinat:

150 g junger kleinblättriger Blattspinat
10 g Butter
etwas Vollsalz und ganz wenig frisch geriebene Muskatnuß

Zubereitung:

1. Blattspinat in ausreichend Wasser waschen, evtl. entstielen und gut abtropfen lassen.
2. Butter in einer Pfanne zerlaufen lassen und die Spinatblätter dazugeben.
3. Mit Salz und Muskat würzen, Deckel halb offen daraufgeben und den Spinat kurz garen. Dies dauert 1–2 Minuten; wenn der ausgetretene Spinatsaft einreduziert ist, gibt man ihn wieder heraus. Er soll noch einen „Biß" haben. Eventuell 2 EL Rahm zugießen und einreduzieren lassen.

Anrichteweise:

Zuerst etwas Basilikumsauce über die Teller verteilen und in der Mitte den Spinat sockelförmig anrichten. Die kurz vorher gegarten Forellenfilets draufheben und die Sauce rundum mit abgezupften kleinen Basilikumblättern garnieren. Dazu je 100 g Petersilienkartoffeln extra servieren.

Tip: Die Forellenfilets können Sie auch im Dampf garen. Dazu gibt man etwas (gewürztes) Wasser auf den Boden des Kochgeschirrs, den Fisch in einem Einhängegitter darüber und schließt mit dem Deckel. Bei geringer Hitze, das Wasser soll gerade kochen, im Dampf garen. Im übrigen kann jeder grätenfrei ausgelöste Frischfisch so zubereitet werden.

44

Hühnerfrikassee mit Kartoffeln und Basensauce

Pro Person 324 kcal
23,5o g KH
26,30 g Ew
10,40 g F

Zutaten:

1–2 mittlere ausgelöste Hühnerbrüstchen ohne Haut (200 g)
300 g Kartoffeln als Beilage

Basensauce:

100 g Kartoffeln geschält
10 g Butter
300 g Gemüsebrühe (Rezept Seite 39)
2–3 EL Rahm, Vollsalz
1 TL frische abgezupfte Majoranblätter

Zubereitung:

1. Für die Sauce kleingewürfelte Kartoffeln in der Gemüsebrühe weichkochen – im Mixglas pürieren und mit Salz, Majoranblättern, Rahm und eventuell Butterflocken abschmecken.
2. Hühnerbrüstchen im Kocheinsatz (wie Forellenfilet S. 90) saftig weich dämpfen, mit etwas Basensauce übergießen und mit gedämpften Kartoffeln oder Kartoffelpüree servieren. Die restliche Sauce zum eventuellen Nachservieren zurückbehalten. Auch diese Sauce kann z. B. mit 1–2 EL Tamari Sojasauce oder 1 EL Hefeflocken aufgewertet werden.

Tip: Rahm ist zwar kalorienreich – wirkt aber gut basisch. Mit Basensauce soll der Säuregehalt von Fleisch- oder Fisch ausgeglichen werden. Die Menge von Fleisch und Fisch ist stets wesentlich geringer anzusetzen, als die von Gemüse und Kartoffeln.
Empfehlenswerte Relation: 30-40 % Fleisch/Fisch zu 60-70 % Gemüse/Kartoffeln.

(45)

Pro Person 290 kcal
30,80 g KH
35,0 g Ew
1,40 g F

Kalbsrücken mit Kartoffeln

Zutaten:

ca. 300 g Kalbsrücken
(oder Putenbrust)
Klarsicht-Bratfolie
etwas Vollsalz
400 g mehlige Kartoffeln

Zubereitung:

1. Kalbsrücken sauber putzen, salzen und in die zugeschnittene Bratfolie geben. Diese zubinden.
2. Das Fleisch auf einem Gitterrost im heißen Ofen bei 220° C ca. 20 Minuten saftig garen.
3. Aus der Folie nehmen, Fleisch in Scheiben schneiden und mit Petersilienkartoffen und etwas Basensauce (Rezept S. 100) servieren.

Tip: Beim Einkauf von Fleisch ist auf beste Qualität zu achten. Die Basensauce kann entweder mit Butter, kaltgepreßtem Öl, Sojasauce oder Hefeflocken – je nach Geschmack – aufgewertet werden.

(46)

Pro Person 352 kcal 24,80 g KH 26,35 g Ew 16,45 g F

Hühnergeschnetzeltes mit Majoransauce, Stürzkartoffeln und Karottenschaum

Zutaten Hühnergeschnetzeltes:

1200 g küchenfertiges Huhn (ausgelöst und enthäutet, 200 g reines Brustfleisch)
oder 200 g frisches Putenfleisch
ca. 1/16 l Riesling
20 g Butter

Zubereitung:

1. Huhn beidseits dem Brustknochen entlang auslösen, entbeinen, enthäuten und die Brüstchen in Streifen schneiden.
2. Dann in Butter kurz anschwitzen, mit Weißwein löschen und zugedeckt ca. 5 Min. weichdünsten.
3. Mit etwas Majoransauce vermischen und eventuell nachwürzen. Bei besonders Empfindlichen das Hühnerfleisch im Dampftopf garen oder kochen, dann mit der Sauce vermischen.

Zutaten Majoransauce:

100 g Kartoffeln geschält
10 g Butter
300 g Gemüsebrühe (Rezept S. 39)
2 EL Rahm, Vollsalz
1 Bund frischer junger Majoran

Zubereitung:

Sauce wie auf den Seiten 86/100 beschrieben zubereiten. Die Majoranblätter erst nach dem Mixen untermischen.

Zutaten
Stürzkartoffeln:
200 g Kartoffeln mit Schale
5 g Butter
Vollsalz, frisch geriebene Muskatnuß

Zubereitung:

1. Kartoffeln im Dampftopf kernig weich dämpfen, schälen und grob raspeln.
2. Mit zerlassener Butter, Salz u. Muskat würzen und mit einem Eisportionierer auf ein bemehltes Backblech anrichten (kann vorbereitet und kühlgestellt werden).
3. Im vorgeheizten Ofen bei 220° C ca. 10 Min. goldbraun backen oder im Gratiniergerät zubereiten.

Karottenpüree:
Rezept siehe S. 140

Anrichteweise:
Hühnerfleisch mit einem Teil der Sauce vermischen, anrichten und mit Majoranblättern garnieren. Stürzkartoffeln und Karotten dazu anrichten und restliche Sauce extra servieren.

Tip: Zum angerichteten Hühnergeschnetzelten geben Sie später als Garnitur, wenn alles gut vertragen wird, noch in Butter geschwenkte Champignons und wenig Erbsen. Übrigens können Sie ausgebeinte Hühnerbrüstchen auf ein geöltes Backblech legen und mit den Stürzkartoffeln zugleich in den Ofen schieben. Dann reichen Sie die Majoransauce dazu.

(47)

Pro Person 257 kcal 12,90 g KH 35,80 g Ew 6,90 g F

Gekochter Tafelspitz

Zutaten:

300 g echter Tafelspitz (Rindfleisch zum Kochen vom Ochsen)
3 l Wasser
1 TL Salz
3 Pfefferkörner
1/2 Zwiebel (50 g)
1 Lorbeerblatt
2 Gewürznelken
2 kleine Möhren (100 g)
1/2 Knollensellerie (100 g)
1 Petersilienwurzel (100 g)
1 Stange Lauch / Porree (50 g)

Zubereitung:

1. Fleisch kalt abbrausen.
2. Wasser mit Salz und Pfefferkörnern zum Kochen bringen.
3. Zwiebel ungeschält waschen, halbieren und eine Hälfte mit dem Fleisch ins kochende Wasser geben und während der ersten 20 Minuten den sich bildenden Schaum immer wieder abschöpfen. Fleisch dann bei schwacher Hitze zwei Stunden im offenen Topf kochen lassen.
4. Gemüse putzen, schälen oder schaben und waschen. Möhren längs vierteln und die Viertel quer durchschneiden. Sellerie in Würfel schneiden, die gelben Lauchstücke in breite Ringe.
5. Gemüse 30 Minuten vor Ende der Garzeit in die Brühe geben und darin mitgaren.

Anrichteweise:

Tafelspitz in dicke Scheiben schneiden, auf einer vorgewärmten Platte anrichten, mit etwas Brühe umgießen und mit dem mitgegarten Gemüse umlegen.

Dazu passen Cremespinat oder Blattspinat, etwas Apfelmeerrettich und Kartoffelplätzchen (S. 71).

> *Tip:* Statt Tafelspitz eignet sich auch Kavalierspitz (Schulter), Brustbein oder Brustkern zum Kochen.

48

Pro Person	418 kcal
	0,80 g KH
	33,50 g Ew
	31,20 g F

Kalbsrahmschnitzel

Zutaten:

- 2 Kalbsschnitzel zu je 120 g
- 2 EL Butter (30 g)
- etwas Salz
- 1 Messerspitze frisch gemahlener weißer Pfeffer
- 1/8 l heiße Gemüsebouillon
- 1 EL Öl
- 3 EL Crème fraîche oder Sahne (50 g)
- 1 Bund frischer Kerbel

Zubereitung:

1. Schnitzel von allen Häutchen befreien und gleichmäßig flachdrücken oder klopfen.
2. Öl in einer Pfanne erhitzen und die Schnitzel von jeder Seite braten, bis sie knusprig braun sind. Mit Salz und Pfeffer würzen.
3. Die fertigen Schnitzel im Rohr warm halten.
4. Den Bratenfond in der Pfanne mit der heißen Gemüsebouillon und Butter lösen, die Crème fraîche unterrühren und alles einmal aufkochen lassen. Oder einen Schöpfer Basensuppe oder Basensauce in die Pfanne geben.
5. Kerbelkraut rebeln und die Rahmsauce damit würzen. Die Sauce mit Salz und weißem Pfeffer abschmecken und zu den Schnitzeln geben.

Anrichteweise:
Dazu passen Dampfkartoffeln und Broccoliblüten.

Tip: Wenn Sie auf Rahmsauce verzichten wollen oder wegen Milchallergie darauf verzichten müssen, machen Sie eine Kerbelsauce (S. 69). Solche Basensaucen oder Basensuppen (eventuell vom Vortag) eignen sich bestens als Aufguß wie zum Verlängern von Saucen.
Statt Kalbfleisch können Sie genausogut Rinderfilet oder Putenschnitzel nehmen.

(49)

Kalbsmedaillons mit Sauerampfer

Pro Person 295 kcal
2,0 g KH
26,20 g Ew
20,30 g F

Zutaten:

4 Kalbsmedaillons zu je
60 g (vom Kalbsfilet)
1 Bund zarte junge
Sauerampferblätter
25 g Butter
1 EL Öl
wenig Salz
etwas frisch gemahlener
weißer Pfeffer
80 g Magerjoghurt (oder
Basensauce)
1 TL Zitronensaft

Zubereitung:

1. Fleisch kalt abwaschen, abtrocknen und evtl. mit Küchengarn rund binden.
2. Sauerampfer gründlich lauwarm waschen und die Blätter in Streifen schneiden.
3. Öl in einer Pfanne erhitzen und die Medaillons von jeder Seite etwa drei Minuten darin goldbraun braten, dann mit Salz und Pfeffer würzen. Die Medaillons im Ofen heißhalten.

4. Butter und Joghurt mit dem Bratensaft verrühren, Sauerampferblätter hineingeben und unter Rühren etwa zwei Minuten erhitzen. Die Sauce mit Zitronensaft und eventuell Salz abschmecken. Zum Verlängern der Sauce können Sie etwas Basensuppe oder -sauce (vom Vortag) nehmen.
5. Die Medaillons in der Sauce nochmals erwärmen, aber nicht mehr kochen lassen.

Anrichteweise:
Die Medaillons nochmals mit Sauerampferstreifen garnieren.
Als Garnierung passen auch geschwenkte Tomatenwürfel.
Dazu servieren Sie feine Spinatnudeln.

Tip: Statt Kalbsmedaillons können Sie auch Medaillons von Putenbrust, Huhn, Lammrücken, Rinderfilet oder Reh nehmen.
Die Sauce kann mit Kräutersauce (S. 69) verlängert werden.

Abendessen der Milden Ableitungsdiät I (MAD I)

Während der *Milden Ableitungskur* wird kein oder nahezu kein Abendessen eingenommen, weil die Nahrungszufuhr zur Abendzeit am ungünstigsten ist (s. S. 260). Anstelle dessen werden eine, zwei oder drei Tassen eines beliebigen Kräutertees (s. Tafel VII, S. 239), evtl. mit einem Teelöffel Honig und etwas Zitronen- oder Orangensaft, *löffelweise eingenommen.* Die löffelweise Einnahme des heißen Tees bringt meist eine erstaunlich gute Sättigungswirkung zustande. Sollte dennoch echtes Hungergefühl bestehen, so ist zusätzlich noch etwas mit Milch verdünnter *Topfen (Quark)* erlaubt (Rezept 70), der zur besseren Einspeichelung mit etwas *Kursemmel* eingenommen wird. Jedoch soll man bereits bei Erreichen einer leichten Sättigung mit dem Essen aufhören. Für die ganze Kur gilt die „Pflege des Hungers“, denn:

„Hunger heilt!“

Das heißt, daß dann, wenn der Körper so wenig an Nahrung erhält, daß einige Zeit vor der nächsten Mahlzeit ein gesundes Hungergefühl entsteht, der Verdauungsapparat in seinem Inneren Ordnung schaffen, aufräumen, alte Schlackenstoffe verdauen und abstoßen kann. Während des Leerseins des Verdauungsapparates, das man als Hunger verspürt, vollziehen sich die wichtigsten Heilvorgänge! Bei den meisten Kurpatienten entsteht allerdings während der ganzen *Ableitungskur,* auch des Abends, nur geringes Hungergefühl, da der Körper jetzt von seinen abbaufälligen Reserven, „Mülldeponien“ und Fettspeichern lebt. Wer zu anderer Zeit als vor dem Essen über Hunger klagt, hat meist nur *„Gusto“*, Verlangen des verwöhnten Gaumens nach Abwechslung. Quälender Hunger darf jedoch zu keinem Zeitpunkt der Kur auftreten. Dies würde – richtige Kurdurchführung vorausgesetzt – ein Krankheitszeichen darstellen, das die Konsultation des behandelnden Arztes nötig macht.

Günstige Zusammenstellung der Gerichte der MAD I

Pro Person im Durchschnitt 495 kcal oder 2 080 KJ

(11) + (29)

Basensuppe Sellerie (S. 50) mit Polentaknödel an Kerbelsauce mit buntem Gartengemüse (S. 69)

(9) + (30)

Basensuppe Emma (S. 48) mit Kartoffellaibchen an Minzensauce und Zucchinigemüse (S. 71)

(13) + (31)

Basensuppe Fenchel (S. 52) mit Tofubällchen im Gemüsebett (S. 73)

(12) + (43)

Basensuppe Gudrun (S. 51) mit Forellenfilets an Basilikumsauce auf Blattspinat (S. 98)

(17) + (32)

Basensuppe Seraphine (S. 56) mit Fencheltopf und Polenta (S. 75)

(18) + (33)

Basensuppe Christine (S. 57) mit Kartoffelauflauf (S. 77)

⑲ + ㉞

Basensuppe Ulrike (S. 58) mit gratiniertem Zucchinigemüse an Kressesauce und Ofenkartoffeln (S. 79)

⑯ + ㊻

Basensuppe Spargel (S. 55) und Hühnerfrikassee mit Karottenschaum (S. 102)

⑩ + ㉟

Basensuppe Frieda (S. 49) mit Tofu-Gemüsekrapferln und Hirseknödeln (S. 81)

⑮ + ㊱

Basensuppe Milli (S. 54) mit Auberginen-Gemüsetopf und Dinkel (S. 83)

⑭ + ㊲

Basensuppe Agnes (S. 53) mit Hirseschnitzel an Majoransauce mit Karotten (S. 85)

Die Milde Ableitungsdiät II (MAD II)

Die *MAD II* weist zum Unterschied zur *MAD I* eine bereits reichhaltigere Auswahl mit zum Teil auch schon etwas schwerer verdaulichen Nahrungsmitteln auf. Dabei kommt auch der Anwendung von hochwertigen Öl-Eiweiß-Gerichten im Sinne von Dr. *J. Budwig* besondere Bedeutung zu (s. Tafel VIII, Das Fett). Unverändert gilt die Eßkultur mit gründlichstem Kauen und Einspeicheln sowie das Aufhören mit dem Essen zum frühest richtigen Zeitpunkt. Pflegen Sie den guten Appetit!

Frühstück der Milden Ableitungsdiät II (MAD II)

Zur Auswahl stehen die bereits in der MAD I empfohlenen Frühstücksgerichte, wobei anstelle des Magertopfens (Quark) bereits Topfen mit höherem Fettgehalt (20 %), auch Gervaiskäse, und als mögliche Zusätze in Betracht kommen:

- Öl-Quark-Aufstriche, evtl. fallweise
- weichgekochtes Ei (mit Meersalz), evtl., falls erhältlich, gelegentlich:
- Kalbs- oder Rinderschinken (kein Schweineschinken), oder
- Hafer-, Weizen- oder Reisschleim (Rezepte 1 und 80), mit eingesprudeltem Ei und 1–2 TL kaltgeschlagenem Öl (gut eingerührt).

Alle Rezepte für zwei Personen.

(50)

Öl-Quark-Aufstrich Peter

Pro Person 270 kcal
5,05 g KH
14,15 g Ew
21,0 g F

Zutaten:

200 g Quark (20 %)
4 EL Vorzugsmilch (Babymilch)
4 EL Leinöl oder Distelöl (Reformhaus)
Meersalz (Vollsalz)

Zubereitung:

Quark, Milch, Öl gründlich mischen (falls vorhanden im Mixer), salzen.

(51)

Vitamin-Aufstrich

Pro Person 83 kcal
10,6 g KH
2,0 g Ew
13,45 g F

Zutaten:

150 g geschälte Karotten
100 g geschälte Sellerieknollen
2 EL Rahm oder Sauerrahm
2 TL Hefeflocken
1 TL Tamari-Sojasauce
evtl. 5 g Butter – etwas Vollsalz

Zubereitung:

Gemüse kleinschneiden – im Dampftopf weich garen, auskühlen und mit allen Zutaten im Mixer zu einem cremigen Aufstrich pürieren. Soll stets frisch gemacht werden! Kurzfristig im Kühlschrank aufbewahren. Mit Hilfe eines Spritzsackes portionsweise anrichten.

(52)

Tofu-Aufstrich

Pro Person 92 kcal
3,05 g KH
7,05 g Ew
5,65 g F

Zutaten:

200 g Tofu
1 TL Hefeflocken
1 TL Tamari-Sojasauce
1 TL Leinöl od. Distelöl aus Erstpressung
1 TL Sauerrahm
etwas Vollsalz und frisch gemahlene Galgantwurzel (Reformhaus)

Zubereitung:

Tofu fein faschieren und mit allen Zutaten gut vermischen. Im Kühlschrank kurzfristig aufbewahren.

Tip: Kann mit gedämpften Gemüsewürfelchen und später bei guter Verträglichkeit mit feingehackten Zwiebeln und Knoblauch angereichert werden.

Mittagessen der Milden Ableitungsdiät II (MAD II)

Die Basensuppen

Die Basensuppen von *MAD II* werden unverändert wie in *MAD I* zubereitet, jedoch können die abgeschmeckten, fertigen Suppen zusätzlich mit Diäsan*, kaltgepreßten Ölen, Butterflocken oder Hefeflocken angereichert werden.

Fettarme Zubereitung der Hauptspeisen

Durch geänderte Zubereitung kann mehr als 2/3 vom Fett eingespart werden.

1. In der Bratfolie ohne Fett

Das gewürzte Fleischstück wird in den Foliensack gelegt und dieser wird an den Enden nicht zu knapp abgebunden, damit der austretende Fleischsaft Platz hat. Danach den Foliensack an der Oberfläche ein paar Mal einstechen, auf ein Gitter legen und im Ofen bei 220° C knusprig braun garen. Das Fleisch soll immer zart rosa gebraten sein!

Wird mit dem gewürzten Fleischstück (z. B. Huhn, Kalbsrücken, Truthahnbrust) gleich etwas klein geschnittenes Wurzelgemüse im Foliensack mitgegart, so hat man durch Mixen des Gemüses mit dem abgelaufenen Fleischsaft die fertige Sauce dazu. Auch ohne Folie kann das gewürzte Bratenstück mit dem Gemüse auf ein geöltes Backblech gelegt und im Ofen gebraten werden. Zwischendurch mit dem eigenen Saft anpinseln!

2. Das Garen von Fleisch in Aluminiumfolie, Schmoren und Dünsten

Die Aluminiumfolie** soll nur für solche Gerichte verwendet werden, wo keine Farbe erzielt werden muß (z. B. Truthahnröllchen, Seezun-

* Diäsan-Speisefett ist in Österreich als „Linosan“, in der Schweiz als „Diana“ im Handel (Reformhaus) erhältlich.

** Man beachte auch die Anwendungserklärung der jeweiligen Bratfolienhersteller.

genröllchen). Große Fleischstücke können in Alufolie nicht gemacht werden, da es unweigerlich zu einem Dünsten kommt. Für Seezungenröllchen wird die Folie auf der Innenseite gebuttert, dann werden die Seezungenfilets daraufgelegt, würzen. Nun mit gedämpftem Blattspinat belegen, mit Fischfarce (püriertem Fisch) bestreichen und mit Hilfe der Folie einrollen. Die Folie an den Enden vorsichtig zusammendrehen, auf ein Gitter legen und im vorgeheizten Ofen bei 220° C garen.

Für gedünstete oder geschmorte Fleischgerichte eignet sich jedes feuerfeste Ton-, Porzellan- oder Glasgeschirr. Ohne Fett wird das Fleisch auf Gemüseunterlage gebettet in den Ofen geschoben, bis es an der Oberfläche schön braun ist. Etwas Aufgießen und das Fleisch auf der zweiten Seite bräunen. Dann den Braten evtl. mit vom Vortag gebliebener Basensuppe (S. 43) bedecken, Deckel daraufgeben und schmoren lassen. Hinterher das Gemüse mit Sauce im Mixglas pürieren, mit Sauerrahm und Kräutern gut abschmecken und als entsprechende Sauce dazureichen.

3. Das portionsweise Garen von Fleisch auf dem Griller

Zum richtigen Grillen von Fleisch und Fisch gehört zweifelsohne viel Gefühl, wie überhaupt beim Kochen! Unsinnig ist es, ein Stück Fleisch genau nach angegebener Zeit zu braten, da Fleischqualität, Schnittstärke und die gewählte Hitze nie gleich sind. Um richtig und fettarm zu grillen wird der Griller oder die Pfanne nur mit Öl eingepinselt. Die Hitze muß so gewählt werden, daß es zu keiner starken Eiweißverkrustung kommt, sie darf aber auch nicht so gering sein, daß es zum Dünsten des Fleisches führt. Zum Wenden eignet sich gut eine breite Spachtel. Fleisch, aber auch Fisch, sollen stets „zart rosa" gegrillt oder gebraten werden. Beste Qualität kann nur so erhalten bleiben! Das Würzen darf erst unmittelbar vor dem Grillen geschehen. Im Sommer kann auch ein Holzkohlengrill gute Dienste leisten. „Das Gefühl und die Liebe zum Kochen" sind wichtiger als das beste Kochgeschirr!

4. Zubereitung im Wasserdampf

Für besondere Fischgerichte (Aufläufe-Soufflés) eignet sich bestens ein Wasserbad. Grätenfreier Fisch wird fein gemixt, mit Rahm weitergemixt (100 g Fisch mit 60 g Rahm), gewürzt, in ausgebutterte kleine feuerfeste Porzellanförmchen (Cocotte) gefüllt und im Wasserbad gegart. „Forelle blau" kann bei unverletzter Schleimhaut so auch im Wasserdampf schmackhaft zubereitet werden. Das gilt auch für jeden anderen frischen Fisch oder filetierten Portionsfisch. Zuunterst gibt man gesalzenes Wasser, in einem Einhängekorb den Fisch darüber und obenauf den Deckel. Ohne mit dem Wasser in Berührung zu kommen wird der Fisch durch den aufsteigenden Wasserdampf besonders schonend gegart. Auch ein Rührei kann ohne Fett im Wasserbad zubereitet werden.

Hauptspeisen der Milden Ableitungsdiät II (MAD II)

Die angeführten Hauptspeisen haben im Schnitt pro Person 411 kcal oder 1726 kJ.

(53)

Pro Person	533 kcal
	62,40 g KH
	9,50 g Ew
	22,85 g F

Polentaschnitte mit Gemüse und Champignonsauce

Zutaten

Polentaschnitte:

110 g Polentagrieß (Mais) = 1 Kaffeetasse Vollwertgrieß

230 g Gemüsebrühe oder Wasser = 1 1/2 Kaffeetassen

20 g Butter, Vollsalz

Zubereitung:

1. Polentagrieß in Butter kurz anschwitzen, salzen und mit Gemüsebrühe aufgießen.
2. Aufkochen lassen und bei wenig Hitze ca. 10 Minuten zugedeckt ausdünsten lassen.
3. Mit einer Fleischgabel auflockern und die noch feuchte Polenta in eine mit gefetteter Alufolie ausgelegte, längliche, halbrunde, schmale Form pressen.
4. Warmhalten, vorsichtig aus der Form stürzen und daumendicke Scheiben schneiden.

Der Polenta kann auch mit einem in Wasser getauchten Eisportionierer, einem kleinen Schöpflöffel oder Porzellan-Gugelhupfformen nett angerichtet werden. Noch besser schmeckt der Polenta, wenn man vor dem Anrichten 1 Eidotter und 1 EL Sauerrahm untermischt! Auch grob geschroteter Mais eignet sich.

Zutaten
Champignonsauce:
50 g Champignons
geputzt, gewaschen
20 g Butter
100 g Kartoffeln roh
geschält
1 TL frisch gehackte
Petersilie, Vollsalz, frisch
geriebene Muskatnuß,
2 EL Rahm

Zubereitung:
1. Kartoffeln klein würfeln, in der Hälfte der Butter anschwitzen, mit Gemüsebrühe oder Wasser aufgießen, garkochen und mit Rahm im Mixglas pürieren.
2. Champignons blättrig schneiden, in restlicher Butter anschwitzen und kurz garziehen lassen. Mit Petersilie bestreuen.
3. Alles zur Grundsauce mischen und mit Salz und Muskatnuß würzen.

Zutaten
Gemüse:
50 g Blattspinat geputzt,
gewaschen, abgetropft
150 g Karotten, Petersilienwurzel und Sellerieknolle geschält
100 g Zucchini schlank
5 g Butter

Zubereitung:
1. Karotten, Sellerie und Petersilienwurzel der Länge nach halbieren und mit einem Buntemesser $^1/_2$ cm dicke Scheiben schneiden. (Junge Wurzeln bleiben im Ganzen.)
2. Im Dampftopf knackig weich dämpfen, kurz vor dem Garwerden Zucchini ebenso geschnitten mitdämpfen.
3. Blattspinat in Butter ganz kurz weichdämpfen, mit restlichem Gemüse vermischen und mit Salz und frisch geriebener Muskatnuß nachwürzen (kann auch mit etwas Gemüsesauce vermischt werden).

Anrichteweise:
Etwas Champignonsauce über die Teller verteilen, Polentaschnitte darauflegen, seitwärts das Gemüse höckerförmig anrichten und mit frischgehackten Kräutern garnieren.

Tip: Bei gedämpftem Gemüse kann allemal das gesamte Fett (wenn nötig) eingespart werden, wenn das Gemüse in Gemüsesauce geschwenkt wird. Ein paar extra geschwenkte, halbierte Champignons können auch über das Gemüse verteilt werden.

(54)

Buchweizenauflauf an Thymiansauce mit Petersilienwurzeln

Pro Person 519 kcal
51,0 g KH
15,60 g Ew
27,90 g F

Zutaten

Buchweizenauflauf:

100 g Buchweizenkorn
ca. 200 g Wasser
20 g feingeriebener Emmentaler Käse
50 g Mascarpone
50 g kleine Zucchiniwürfelchen gedämpft
50 g kleine Karottenwürfelchen gedämpft
2 TL Crème fraîche
1 Eidotter

Zubereitung:

1. Buchweizen mit Wasser und Salz weichdämpfen (Flüssigkeit muß verdampft sein).
2. Vom Feuer nehmen. Mit Mascarpone, Eidotter, geriebenem Käse und Gemüsewürfelchen vermischen.
3. Auf 2 warmen Tellern mit einem Eisportionierer 4 Plätzchen dressieren.
4. Mit je einem Tupfer Crème fraîche überziehen und im vorgeheizten Ofen kurz gratinieren. Sollten Sie eine Auflaufform verwenden, dann werden die Plätzchen mit Hilfe einer Spachtel herausgenommen.

Zutaten Petersilienwurzeln:	*Zubereitung:*
150 g junge Petersilienwurzeln und Karotten ganz	1. Petersilienwurzeln und Karotten abschaben und im Dampftopf weich garen (größere Wurzeln in Scheiben schneiden). 2. Natur zum Auflauf servieren oder mit 4 EL Thymiansauce anschwenken.

Zutaten Thymiansauce:	*Zubereitung:*
100 g Kartoffeln geschält 10 g Butter 300 g Gemüsebrühe 5 g frische Thymianblätter 2 EL Sauerrahm Vollsalz, Muskatnuß	Siehe S. 102 Sauce extra zum Auflauf servieren und mit frischen Thymianblättern garnieren. Immer darauf achten, daß die Sauce weder zu dick noch zu dünn ist. Je kleiner Sie die Kartoffeln schneiden, desto rascher sind sie gar und weniger Flüssigkeit verdampft.

Tip: Gedämpfte Hirse kann ebenso als Auflauf zubereitet werden. Zur besseren Bindung kann ein Eidotter eingearbeitet werden. Zum Gratinieren oder Untermischen eignet sich auch jeder geriebene Hartkäse, Butterkäse, Mozzarella, milder Schafskäse oder Quark.

55

Folienkartoffeln mit Gemüseletscho

Pro Person 273 kcal
32,55 g KH
7,30 g Ew
9,95 g F

Zutaten Folienkartoffeln:

2 große oder 4 mittlere Kartoffeln (mehlige Sorte) ca. 300 g, Alufolie, Salz

Zubereitung:

Kartoffeln mit einer Bürste unter fließendem Wasser reinigen und in Alufolie einwickeln. In eine Pfanne mit Salz legen und im vorgeheizten Ofen (200° C) je nach Größe etwa 1 Stunde garen.

Zutaten Gemüseletscho:

100 g Auberginen
100 g Champignons
200 g Zucchini
200 g Tomaten geschält
20 g Butter
etwas Vollsalz und Galgantwurzel fein gemahlen (Apotheke)
2 EL Sauerrahm, 1 TL frisch gehackte Kräuter

Zubereitung:

1. Auberginen schälen und in größere Würfel schneiden. Tomaten ebenfalls in größere Würfel schneiden. Champignons waschen und halbieren oder vierteln. Zucchini in dickere Scheiben schneiden.
2. Butter in eine große Pfanne geben und zuerst die Champignons anbraten. Dann Zucchini und Auberginen zugeben, mit Salz und Galgantwurzel (wie Pfeffer aus der Mühle) abschmecken.
3. Deckel daraufgeben und das Gemüse etwa 3–4 Minuten knackig garen. Dann erst Tomatenwürfel zugeben und nochmals einreduzieren lassen.

Anrichteweise:
Kartoffeln kreuzförmig einschneiden, hochdrücken und Folie entfernen. Auf 2 Tellern je zwei Kartoffeln anrichten, das Letscho gleichmäßig darüber verteilen, mit 1 EL Sauerrahm und frischen Kräutern garnieren. Übrigens kann das Letscho jederzeit mit ein paar EL frisch gemixter Kräutersauce (siehe S. 121) sämiger gemacht werden.

> *Tip:* Die Galgantwurzel ist erhältlich in Reformhäusern und Apotheken, kann wie Pfeffer verwendet werden und wirkt fördernd auf Herz und Kreislauf. Mit einer Gewürzmühle kann die Wurzel zu Pulver vermahlen werden – gut verschließen!

Viele verschiedene Füllungen machen eine einfache Pellkartoffel zu einem schmackhaften Hauptgericht.

z. B.:
- 2 EL Sauerrahm, verrührt mit 1 TL frischen Gartenkräutern.
- 100 g Gorgonzola feinst passiert, mit 1 EL Biogarde.
- 2 EL Crème fraîche mit 1 TL Hefeflocken (Reformhaus), 1 TL feingehackte Petersilie und wenig Vollsalz.
- 2 EL Magerquark verrührt mit 2 EL Biogarde oder Joghurt und 2 TL Sojasauce, 1 TL frisches Kerbelkraut.
- 2 EL Hüttenkäse mit 1 TL Sojakeimlingen und 1 EL geschälten Tomatenwürfeln.

56

Kartoffel-Spinatauflauf

Pro Person 580 kcal
33,50 g KH
22,80 g Ew
36,80 g F

Zutaten:

- 100 g junger Blattspinat
- 350 g Kartoffeln mit Schale
- 200 g Mozzarella (oder milder Schafskäse)
- 10 g Butter
- 1 TL Öl
- 70 g feste Champignons
- 100 g geschälte und entkernte Tomatenwürfel
- 1 TL frisch gehackte Petersilie
- etwas Vollsalz und gemahlene Galgantwurzel (siehe Rezept 84, 123)
- 2 EL Sauerrahm,
- 1 Eidotter

Zubereitung:

1. Kartoffeln im Dampftopf weich garen, pellen und in dickere Scheiben schneiden. In eine größere Schüssel geben.
2. Spinatblätter eventuell entstielen, waschen, abtropfen, in einer Pfanne mit Butter unter Rühren ca. 1 Minute knackig garen und zugeben.
3. Champignons putzen, vierteln, waschen, abtropfen, in einer Pfanne mit Öl kurz anbraten und zugeben. Tomatenwürfel, Eidotter, Sauerrahm und Petersilie ebenfalls zugeben. Mit Vollsalz und Galgant würzen.
4. Mozzarella oder Schafskäse in kleine Würfel schneiden und alles daruntermischen.
5. In eine mit Butter ausgestrichene feuerfeste Form geben und im vorgeheizten Ofen bei 200° C etwa 10 Minuten bräunlich backen.

Tip: Der Kartoffelauflauf kann mit sämtlichen gedämpften Gemüsen gemischt werden (z. B. Fenchel, Auberginen, Zuchini) und gelingt auch ohne Ei. Zum Dazureichen eignet sich auch jede frische Kräutersauce, im besonderen Majoransauce S. 86 oder Minzensauce S. 71.

57

Pro Person 255 kcal 42,60 g KH 7,05 g Ew 16,25 g F

Hirseeintopf mit Gemüse

Zutaten:

100 g Goldkernhirse
ca. $^1/_2$ l Wasser
10 g Butter
150 g Karotten, Petersilienwurzel und Sellerieknolle geschält
100 g Zucchini
1 TL frischgehackte Petersilie
eine Messerspitze Vitam-Hefewürze und 1 TL Hefeflocken
Vollsalz, Sauerrahm

Zubereitung:

1. Gemüse mit einem Buntemesser gleichmäßig in Würfel oder Scheiben schneiden und in einem Kochtopf mit Butter anschwitzen.
2. Gewaschene, abgetropfte Hirse zugeben, untermischen und mit Wasser auffüllen. Einmal aufkochen und bei milder Hitze zugedeckt etwa 15 Min. ausdämpfen lassen.
3. Mit Hefewürze und Salz abschmecken und in Suppentellern anrichten, mit je einem Tupfen Sauerrahm und Petersilie garnieren.

Tip: Kleine Truthahnwürstchen können in Scheiben geschnitten zum Eintopf gegeben werden. Anstatt Hirse kann auch Perlweizen genommen werden.

(58)

Gemüseschnitzel mit Wurzelgemüse

Pro Person 112 kcal
1,87 g KH
1,19 g Ew
11,12 g F

Zutaten:

5 g zerlassene Butter
150 g Kartoffeln geschält
evtl. 1 Eidotter, Vollsalz, frisch geriebene Muskatnuß
200 g Wurzelgemüse wie Karotten, Sellerie, Petersilienwurzeln geputzt und in Scheiben geschnitten

Zubereitung:

1. Kartoffeln und Karotten ganz fein raspeln und mit Salz, Muskatnuß (und Eidotter) würzen.
2. Die Masse zu zwei flachen Schnitzeln formen (Saft nicht auspressen) und in der geölten Pfanne oder am vorgeheizten Plattengriller (ca. 5 Minuten) bei nicht zu starker Hitze so garen, daß keine scharfe Kruste entsteht. Mit einer breiten Spachtel umdrehen.
3. Vor dem Servieren mit zerlassener Butter beträufeln.
4. Wurzelgemüse im Kocheinsatz weichdämpfen, mit etwas Basensauce (S. 69) mischen, mit Salz und Muskatnuß würzen und zum Gemüseschnitzel anrichten.

Wichtig: Geraspeltes Gemüse sofort verwenden! Sonst Saftverlust! Das Eidotter kann auch eingespart werden.

59

Maistortillas an Basilikumsauce mit Gemüse-Ratatouille

Pro Person 573 kcal
69,30 g KH
16,95 g Ew
11,72 g F

Zutaten

Maistortillas:

250 g grob geschroteten Mais

$^1/_4$ l Wasser

10 g Butter

1 EL streichfähigen Magerquark

4 Scheiben Mozzarella

4 Stück geschälte Tomatenscheiben

Kerbelkraut, Vollsalz

Zubereitung:

1. Vollwertmais in einer Kasserolle anrösten, mit Wasser auffüllen, einmal aufkochen, salzen, Kochplatte zurückschalten und zugedeckt etwa 20 Minuten ausdünsten.
2. Mit einer Fleischgabel auflockern, etwas überkühlen, Magerquark und zerlassene Butter daruntermischen und 4 daumenstarke Laibchen formen.
3. Die Laibchen mit Tomatenscheiben, Kerbelkraut und Mozzarellascheiben belegen und kurz ins Rohr schieben bis der Käse geronnen ist. Basilikumsauce siehe S. 81.

Zutaten

Ratatouille:

1 Stück schlanke Zucchini

1 geschälte Tomate

50 g Sellerie geschält

50 g Karotten geschält

50 g Blattspinat

Zubereitung:

1. Das Gemüse entweder in dünne Scheiben oder in Dreiecke schneiden.
2. Sellerie und Karotten kernig weich dämpfen, Zucchini später dazugeben.
3. Tomate achteln, entkernen und zum Gemüse geben.
4. Blattspinat weich dämpfen und unter das Gemüse geben. Eventuell mit etwa Basilikumsauce schwenken und nachwürzen.

Anrichteweise:
Zuerst Basilikumsauce auf die Teller geben, Maistortillas darauflegen und seitlich das Gemüse anrichten.

> *Tip:* Dazu eignet sich auch gedämpfte Goldkernhirse. Ein Schnellgericht, da es vorbereitet bis zum Gratinieren im Kühlschrank stehen kann. Belegen kann man die Tortillas so vielseitig wie Pizzas.

(60)

Kartoffel-Reibekuchen mit Zucchini-Karottengemüse

Pro Person	285 kcal
	40,71 g KH
	6,47 g Ew
	14,71 g F

Zutaten

Reibekuchen:

400 g geschälte Kartoffeln
etwas Vollsalz, frisch geriebene Galgantwurzel (siehe Rezepte 84/123)
1 TL Öl
2 EL Sauerrahm

Zubereitung:

1. Kartoffeln ganz fein raspeln (evtl. ein Eidotter dazugeben), und mit Salz und wenig Galgant würzen.
2. Den vorgeheizten Plattengriller oder eine Pfanne mit Öl bestreichen und die ausgedrückte Kartoffelmasse darauflegen.
3. Mit einer Spachtel breitdrücken (etwa 1 cm stark) und beidseitig knusprig braun garen. Zwischendurch mit zerlassener Butter bepinseln und umdrehen. Das Ganze dauert etwa 5–7 Minuten.
4. Den Reibekuchen (er kann auch für kurze Zeit im Ofen warmgehalten werden) auf zwei Tellern anrichten und mit verrührtem Sauerrahm garnieren.

Zutaten

Zucchini-Karottengemüse:

150 g Zucchini geputzt
150 g Karotten geschält
15 g Butter
ca. 1/8 l Mineralwasser
Vollsalz, frisch geriebene Muskatnuß
1 TL frisch gehacktes Bohnenkraut

Zubereitung:

1. Karotten evtl. halbieren und in *dünne* Scheiben schneiden – schlanke Zucchini in *dickere* Scheiben schneiden.
2. Butter in einer Pfanne schmelzen lassen und Karotten sowie Zucchinischeiben darin anschwitzen – mit Mineralwasser auffüllen und solange einkochen lassen, bis die Flüssigkeit verdunstet und das Gemüse kernigweich ist.
3. Mit Salz, Muskatnuß und Bohnenkraut würzen und zum Reibekuchen anrichten.

Tip: Zu den feingeraspelten Kartoffeln kann auch zur Hälfte Zucchini- oder Karottengemüse (feingeraspelt) dazugemischt werden.

61

Seezungenfilet an Estragonsauce mit Anna-Kartoffeln

Pro Person 604 kcal
23,45 g KH
24,22 g Ew
17,58 g F

Zutaten

Seezungenfilet (200 g):

1–2 ganze Seezungen
fangfrisch, abgezogen
etwas Zitronensaft
Vollsalz, 1 TL Öl

Zubereitung:

1. Seezungen filetieren und die Filets mit Zitronensaft bepinseln.
2. Die Sauce zubereiten.
3. Einen vorgeheizten Plattengriller (oder Pfanne) mit Öl bepinseln, die Filets salzen und zart rosa garen, mit Hilfe einer Spachtel wenden. Die Garzeit beträgt nicht einmal eine Minute.
4. Sofort auf etwas Estragonsauce anrichten, garnieren und servieren.

Zutaten

Estragonsauce:

80 g Kartoffeln geschält
10 g Butter
300 g Gemüsebrühe
(Rezept S. 39)
5 g frischer, junger Estragon
3 EL herber Weißwein
2 EL Crème double oder Sahne
Vollsalz

Zubereitung der Sauce wie auf S. 100. Die Estragonblätter mitmixen oder hinterher zugeben. Falls nötig die Sauce mit Gemüsebrühe verdünnen.

Zutaten	*Zubereitung:*
Anna-Kartoffeln:	1. Kartoffeln in 1/2 cm starke Scheiben schneiden, im Dampftopf kernig weich dämpfen und auf ein mit Öl bepinseltes Backblech schichten (kann vorbereitet werden).
200 g geschälte Kartoffeln	2. Mit zerlassener Butter bepinseln, leicht salzen und im vorgeheizten Ofen (220° C) goldgelb backen.
5 g Butter	

Anrichteweise:
Etwas Estragonsauce auf Tellern anrichten, Seezungenfilets daraufsetzen, Kartoffeln seitwärts anrichten und mit frischen Estragonblättern garnieren.

Tip: Der Fisch sollte stets „zart rosa" gegart werden, damit er den Saft nicht verliert. Daß dies eine Gefühlssache bleibt, die nie genau beschrieben werden kann, bleibt unbestritten. Frischfisch von bester Qualität wird am besten portionsmäßig filetiert, mariniert und naturbelassen, gedämpft, gebraten oder gegrillt.
Die Hitze muß so gewählt werden, daß sie zum Schließen der Poren reicht (sonst beginnt es zu dünsten), darf aber nicht zu hoch sein und nicht zu lange dauern, sonst wird der Fisch verkrusten (schwerverdaulich) und austrocknen. Frische Filets immer zuletzt zubereiten und sofort servieren.

(62)

Pro Person 567 kcal
12,60 g KH
38,50 g Ew
51,0 g F

Seeteufelmedaillons in milder Knoblauchsauce

Zutaten

Seeteufelmedaillons:

6 Seeteufelmedaillons à 40 g

Salz, Pfeffer aus der Mühle

1 EL gehackte Basilikumblätter

1 cl Olivenöl

25 g Butter

1 Thymianzweig

1 Knoblauchzehe

100 g Kirschtomaten

Zubereitung:

1. Seeteufelmedaillons mit Salz, Pfeffer und Basilikum auf beiden Seiten würzen. In einer Pfanne Olivenöl zusammen mit 10 Gramm Butter erhitzen und die Fischmedaillons darin auf beiden Seiten goldgelb anbraten.
2. Die restliche Butter, Thymianzweig und Knoblauchzehe dazugeben. Darin die Seeteufelmedaillons bei kleiner Hitze drei bis vier Minuten fertig braten und eventuell nachwürzen.
3. Kirschtomaten in kochendem Wasser kurz überbrühen, mit Eiswasser abschrecken und enthäuten. Tomaten in Butter schwenken, mit Salz und Pfeffer abschmecken.

Zutaten
Milde Knoblauchsauce:
0,2 l Milch
30 g geschälte Knoblauchzehen
1 dl Fischfond oder Basensauce
1 dl Crème double oder Sahne
25 g Butter
Salz, weißer Pfeffer
Zitronensaft
5 Sauerampferblätter

Zubereitung:
Die Milch in einer kleinen Pfanne (Sauteuse) aufkochen, die geschälte Knoblauchzehe kleinschneiden, in die Milch geben und weich kochen; im Mixer fein pürieren.

Den Fischfond zu der Milch gießen und um ein Drittel einkochen. Mit Crème double auffüllen und einkochen, bis die gewünschte Konsistenz erreicht ist.

Die Sauce vom Herd nehmen, Butter und evtl. Basensauce dazugeben und evtl. durch ein feines Sieb (Haarsieb) passieren.

Zum Schluß die Sauce mit Salz, Pfeffer und Zitronensaft abschmecken.

Anrichteweise:
Die Seeteufelmedaillons auf vorgewärmten Tellern anrichten, mit der Knoblauchsauce umgießen und mit Kirschtomaten und Sauerampferstreifen garnieren.
Dazu paßt ein Püree aus Sellerie und Karotten (Rezept 140).

Tip: Statt Seeteufel können Sie jeden anderen Fisch wie etwa Forellenfilet, Lachs oder Seezungenfilet nehmen. Die Sauce kann auch mit Basilikumsauce (Seite 81) gestreckt oder verlängert werden. Bei *MAD I* Knoblauch weglassen.

63

Lachs- und Forellenstreifen mit Basilikum und grünen Spargelspitzen

Pro Person 348 kcal
4,10 g KH
23,70 g Ew
24,80 g F

Zutaten

- 120 g Lachsfilet
- 120 g Forellenfilet
- 100 g grüne Spargelspitzen
- 1 Schalotte (25 g)
- Butter für die Form
- Salz, Pfeffer aus der Mühle
- 4 cl Weißwein (Chablis)
- 8 cl Fischfond oder Gemüsebrühe
- 4 cl Crème fraîche oder Sahne oder Basensauce
- 20 g Butter
- 1/4 Zitrone
- 1 Bund Basilikum

Zubereitung:

1. Spargelspitzen etwa vier Zentimeter lang abschneiden, waschen und in Salzwasser knackig kochen.
2. Forellen- und Lachsfilet in fingerdicke Streifen schneiden.
3. Ein feuerfestes Geschirr mit Butter ausstreichen, mit Salz, Pfeffer und der gehackten Schalotte bestreuen. Die Fischstreifen hineingeben, Weißwein und Fischfond angießen. Den Topf mit einem Deckel verschließen.
4. Im auf 220° C vorgeheizten Ofen die Streifen etwa vier Minuten glasig garziehen lassen. Fisch herausnehmen und warmstellen.
5. Den Sud vom Dünsten, wenn nötig, durchseihen (falls die Zwiebel stört) und bis zur Dickflüssigkeit einkochen. Crème fraîche zugießen und noch einmal aufkochen.
6. Die Sauce mit eiskalten Butterstücken aufschlagen und die feingeschnittenen Basilikumblätter zugeben. Spargelköpfe und Fischstreifen in die Sauce geben, alles heiß schwenken. Mit Salz, Pfeffer und Zitronensaft abschmecken.

Anrichteweise:
Auf einem heißen Teller anrichten und sofort servieren. Dazu passen kleine neue Kartoffeln, in Dill geschwenkt.

> *Tip:* Auch für dieses Rezept können Sie jeden grätenfrei ausgelösten filetierten Fisch verwenden. Zur Kalorieneinsparung können Sie die angeführte Sauce durch eine Basilikumsauce (S. 81) ersetzen oder damit verlängern.

(64)

Hechtsoufflé mit Räucherlachscreme und Erbsenschoten

Pro Person 485 kcal
8,40 g KH
35,0 g Ew
34,70 g F

Zutaten

Hechtsoufflé:
- 1 kleiner Hecht ausgenommen (ca. 250 g)
- 35 g Crème fraîche oder Sahne
- Salz, weißer Pfeffer
- 1 Eiweiß
- 5 g Butter

Zubereitung:

1. Das ausgelöste Hechtfleisch im Mixer pürieren und anschließend durch ein feines Sieb passieren. Aus den Gräten und Abschnitten des Hechts mit Gemüse einen Fischfond bereiten.
2. Das passierte Hechtfleisch in eine Schüssel auf Eis stellen, nach und nach die Crème fraîche einarbeiten. Mit Salz abschmecken und zum Schluß das steif geschlagene Eiweiß unterheben.
3. Die lockere Hechtmasse in gebutterte Souffléformen (Timbales) füllen und im Wasserbad mit Deckel etwa 15 Minuten pochieren.

Zutaten	*Zubereitung:*
Lachscreme:	Den Fischfond um etwa die Hälfte einkochen, den im Mixer pürierten Lachs und die Crème fraîche dazugeben. Weiterkochen, bis eine sämige Sauce entstanden ist. Vorsichtig salzen, pfeffern und mit Zitrone abschmecken, die gehackten Basilikumblätter untermischen.
$^1/_8$ l Fischfond oder Basensauce	
50 g Räucherlachs	
$^1/_8$ l Crème fraîche oder Sahne	
Salz, Pfeffer aus der Mühle	
Zitronensaft	
1 Bund gehackte Basilikumblätter	
Räucherlachsstreifen für die Garnitur	
100 g Erbsenschoten	

Anrichteweise:
Die Soufflés aus den Formen stürzen und mit Lachscreme überziehen. Mit Lachsstreifen und knackig gekochten Erbsenschoten garniert servieren.
Dazu servieren Sie ganz kleine, nußförmig ausgestochene Petersilienkartoffeln.

Tip: Statt Hecht können Sie jeden anderen grätenfrei filierten frischen Fisch nehmen.
Als Basensauce, zum Strecken oder als Ersatz für die angeführte Sauce eignen sich die Saucen S. 70, 80, 81 und 100.

65

Kalbsrücken an frischer Kerbelsauce mit Kartoffelplätzchen

Pro Person 417 kcal
21,40 g KH
47,25 g Ew
3,75 g F

Zutaten

Kalbsrücken:

250 g ausgebeinter und zuparierter Kalbsrücken (Filet)

100 g Wurzelgemüse, Karotten, Sellerie, Petersilienwurzel mit Grün (geputzt)

etwas Vollsalz, Rosmarinzweiglein, Bratfolie

Zubereitung:

1. Kalbsrückenfilet waschen, abtrocknen, mit Salz und Rosmarin würzen und in die zugeschnittene Bratfolie geben.
2. Das Gemüse putzen, waschen, würfelig schneiden und über das Fleisch verteilen.
3. Die Folie an beiden Enden (nicht zu eng) abbinden, obenauf ein paar kleine Löcher reinmachen, auf ein Gitter legen und in den vorgeheizten Ofen schieben.
4. Bei ca. 220° C etwa 20 Min. garen, das Fleisch muß noch zart rosa sein.

Kerbelsauce:

Zubereitung siehe S. 69.

Das Wurzelgemüse als Garnitur dazugeben, den abgelaufenen Fleischsaft zur Kerbelsauce mischen.

Zutaten
Kartoffelplätzchen:
200 g Kartoffeln mit
Schale
5 g zerlassene Butter
Vollsalz, frisch geriebene
Muskatnuß

Zubereitung:

1. Kartoffeln mit der Schale waschen und im Dampftopf kernig weich garen.
2. Nicht zu fein raspeln, mit Salz, Muskatnuß und Butter würzen.
3. 4 daumenstarke Kartoffelplätzchen formen, auf einem bemehlten Backblech anrichten und 12–15 Minuten bei 220° C in den vorgeheizten Ofen schieben. Danach mit einer Spachtel vom Blech lösen.

Anrichteweise:
Zuunterst die gemixte Kerbelsauce anrichten und mit Kerbelblättern garnieren. Das rosa gegarte saftige Fleisch in 4 Scheiben schneiden und darauf (etwas hochgestellt) anrichten. Die goldbraun gegarten knusprigen Kartoffeln dazugeben.

Tip: Wenn die frischen Kräuter nach dem Mixen dazugegeben werden, bleibt die Sauce weiß, was oft vorteilhafter aussieht (je nach Beilage). Im übrigen kann jedes gewürzte Fleischstück auf gleiche Art und Weise im Backofen gegart werden. Die Folie groß genug lassen, sonst beginnt das Fleisch durch den austretenden Saft zu dünsten und wird nicht braun.

(66)

Hühnerbrüstchen mit Karottenschaum, Mangold oder Wirsing

Pro Person 705 kcal
16,90 g KH
46,90 g Ew
48,60 g F

Zutaten

Hühnerbrüstchen:

2 Hühnerbrüstchen (à 120 g)
4 große Wirsingblätter
Salz
weißer Pfeffer, frisch gemahlen
40 g Parmesan und 50 g entrindetes Toastbrot, frisch gerieben
1 Bund Kerbel
1 Becher Crème fraîche (200 g)

Zubereitung:

1. Hühnerbrüstchen häuten, entbeinen und gut trockentupfen.
2. Backofen auf 200° C vorheizen.
3. Die dicken Blattrippen der Wirsingblätter flachschneiden, die Blätter dabei aber nicht durchtrennen. Wirsingblätter waschen und in reichlich kochendem Salzwasser drei bis vier Minuten blanchieren, bis sie sich aufrollen lassen. Blätter mit einem Schaumlöffel herausheben und kurz in eiskaltes Wasser legen, damit sie ihre frische grüne Farbe behalten. (Das gleiche geht mit Mangold bei kürzerer Garzeit.)
4. Die Hühnerbrüstchen mit Pfeffer und Parmesan mit Weißbrot vermischt bestreuen, in je zwei Wirsingblätter hüllen und mit Küchengarn zu kleinen Päckchen verschnüren.
5. Kerbelkraut waschen, die Blättchen abzupfen, trockentupfen und feinhacken. Die Crème fraîche mit Kerbelkraut mischen und mit Salz und weißem Pfeffer würzen.
6. Ein Blatt extrastarke Alufolie abtrennen. Die Wirsingpäckchen auf die Folie legen und diese an den Rändern hochbiegen. Die Crème fraîche über den Wirsingpäckchen verteilen

und die Alufolie oben und an den Seiten fest verschließen.

7. Die Hühnerbrüstchen im Backofen etwa 20 Minuten garen.
8. Die Folie öffnen, Wirsingpäckchen vorsichtig aus der Sauce heben und das Küchengarn entfernen.

Zutaten
Karottenschaum:
220 g Karotten (oder zur Hälfte Kartoffeln)
1/2 TL Honig
Meersalz
Muskatnuß
2 EL Sahne
2 TL Zitronenmelisse, frisch
ca. 1/4 l Gemüsebrühe
10 g Butter

Zubereitung:

Ganz junge Karotten nur unter fließendem Wasser abbürsten. Ausgewachsene Karotten waschen und abschaben. In Scheiben schneiden, mit Butter in einer Kasserolle glasig anschwitzen, mit Gemüsebrühe aufgießen und zugedeckt bei schwacher Hitze ca. 15 Minuten ausdünsten lassen. Das trockene Karottengemüse im Mixer mit Sahne, Zitronenmelisse, Salz und Muskatnuß zu einem Püree verarbeiten.

Anrichteweise:

Die Hühnerbrüstchen auf einer vorgewärmten Platte anrichten, mit Sauce übergießen und mit Karottenschaum servieren.

Tip: Entenbrüstchen können Sie ohne Parmesan auf dieselbe Art zubereiten. Ein Fasanenbrüstchen kann statt Parmesan auch mit etwas gewürztem Fleischpüree bestrichen werden.
Auch Lammfilet, Lammrücken oder Kalbsfilet können so zubereitet werden.

(67)

Pro Person 308 kcal 2,70 g KH 31,20 g Ew 16,10 g F

Gerollte Lammschulter

Zutaten:

300 g Lammschulter,
zum Rollen geschnitten,
oder Lammkeule
je 1 TL frische Majoran-,
Oregano- und Thymian-
blätter
1 Knoblauchzehe
1 EL Olivenöl (15 g)
etwas Salz
etwas Pfeffer
$^1/_{16}$ l heiße Gemüsebrühe
(Cenovis)
$^1/_{16}$ l trockener Weißwein
2 EL saure Sahne (40 g)

Zubereitung:

1. Fleisch waschen und gut abtrocknen.
2. Backofen auf 220 Grad vorheizen.
3. Kräuter zerrebeln und mischen.
4. Knoblauchzehen schälen, kleinhacken und mit den Kräutern und Öl verrühren. Das Fleisch damit einreiben, dann salzen und pfeffern, aufrollen, mit Küchengarn festbinden und in eine feuerfeste Kasserolle legen, mit restlichem Öl beträufeln.
5. Die Lammschulter im Backofen auf der zweiten Schiene von unten etwa 40 Minuten braten. Während der Bratzeit nach und nach die heiße Gemüsebrühe um das Fleisch gießen und den Braten gelegentlich damit beschöpfen.
6. 10 Minuten vor Ende der Bratzeit Weißwein über die Lammschulter gießen. Den Braten auf eine Platte legen und 10 Minuten im abgeschalteten Backofen ruhen lassen.
7. Den Bratenfond mit saurer Sahne mischen und abschmecken. Diese Sauce kann mit extra gemachter Minzensauce (S. 71) gestreckt werden.

Anrichteweise:
Fleisch portionieren und mit Sauce anrichten. Dazu passen neue Kartoffeln, Tomatenscheiben, Broccoli und Erbsenschoten; später auch Kohlsprossen.

> *Tip:* Wenn Sie Knoblauch weglassen, dann können Sie genauso eine Kalbsschulter, Rindfleisch oder Rinderfilet rollen. Allerdings ist bei Rind oder Wild Rotwein zu nehmen.

68

Hühnertopf mit Gemüse

Pro Person 846 kcal
13,9 g KH
86,7 g Ew
51,4 g F

Zutaten

Hühnertopf:

$^{1}/_{2}$ junges Huhn oder Hähnchen
Salz
1 EL Öl
weißer Pfeffer, frisch gemahlen
1 EL Butter (50 g)
$^{1}/_{2}$ l trockener Weißwein
1 Lorbeerblatt / etwas Vitam-Hefewürze

Zubereitung:

1. Das Huhn innen und außen unter fließendem kaltem Wasser gründlich abspülen, dabei auch alle Lungen- und Blutreste entfernen. In vier Stücke teilen und diese mit Öl im Schmortopf rundum bräunen.
2. Dann die Geflügelstücke herausnehmen, die Butter und das Gemüse in den Schmortopf geben und unter ständigem Wenden so lange braten, bis es ganz vom Fett überzogen ist. Dabei bildet sich Feuchtigkeit, mit der Sie bereits einen Teil des Bratenfonds ablöschen können.
3. Wein dazugießen und den Bratenfond unter Rühren vollkommen lösen.
4. Die Geflügelstücke wieder auf das Gemüse legen, Lorbeerblatt dazugeben und den Schmortopf schließen. Das Huhn mit Gemüse bei schwacher Hitze etwa 30 Minuten schmoren, mit Vitam-Hefewürze und etwas Salz nachwürzen.
5. Petersilienblättchen grobhacken.

Zutaten

Gemüse:
½ Stange Lauch (Porree)
von etwa 100 g
1 Fenchelknolle von
etwa 100 g
2 Stangen Sellerie
(100 g)
100 g Möhren
1 Petersilienwurzel (50 g)
1 Bund Petersilie

Zubereitung:

1. Fenchelknolle halbieren und den keilförmigen Strunk mit einem spitzen Messer heraustrennen. Die Fenchelknolle waschen, abtropfen lassen und quer zu den Fasern in etwa 1 cm dicke Scheiben schneiden.
2. Die eventuell harten Fasern der Selleriestangen abziehen, die Stangen waschen und ebenfalls in etwa 1 cm breite Stücke teilen.
3. Möhren und Petersilienwurzel schälen, waschen und in Stifte oder Würfel schneiden.
4. Petersilie waschen, trockenschwenken, Stiele abschneiden und ganz fein zerkleinern. Die Blättchen beiseite legen; das geschmorte Huhn wird später damit bestreut.

Anrichteweise:
Das geschmorte Huhn und Gemüse auf einer vorgewärmten tiefen Platte anrichten, mit Schmorflüssigkeit übergießen und mit Petersilie bestreut servieren. Evtl. einige Kartoffeln extra dazugeben.

Tip: Statt Huhn können Sie auch Putenbrust oder Kalbfleisch für dieses Rezept verwenden. Eventuell können Sie auch noch wenig Reis oder Nudeln in den Gemüsetopf geben.

(69)

Roastbeef mit feinem Gemüse und gefüllten Kartoffeln

Pro Person 645 kcal
26,80 g KH
60,80 g Ew
34,30 g F

Zutaten
Roastbeef:
300 g Roastbeef
etwas weißer Pfeffer
1 EL Öl (10 g)
etwas Salz

Zubereitung:

1. Fleisch waschen und abtrocknen. Mit Salz und Pfeffer würzen.
2. Backofen auf 250° C vorheizen, Bratenrost mit Öl bestreichen. Das Fleisch auf dem geölten Rost über die Bratenpfanne auf die zweite Schiene von unten in den Backofen schieben und 25 Minuten braten. Gibt das Fleisch auf Fingerdruck nach, ist es innen noch blutig; reagiert es nur noch leicht auf Fingerdruck, ist es innen nur noch rosa.

Zutaten
Gefüllte Ofenkartoffeln:
2 St. mittelgroße mehlige Kartoffeln (ca. 250 g)
100 g geschälte und entkernte Tomatenwürfel
100 g Champignons, grob geschnitten
10 g Butter
1 EL Majoran und Kerbel, gemischt
100 g geriebener Käse

Zubereitung:
Kartoffeln der Länge nach halbieren, etwas aushöhlen, zuschneiden und im Kocheinsatz weichdämpfen. Champignons und Tomaten in Butter andünsten, würzen, mit etwas Käse mischen, in die Kartoffelhälften füllen und mit restlichem Käse gratinieren.

Zutaten
Feines Gemüse:
30 g junge Petersilien-wurzeln
30 g junge Karotten
30 g Zucchini, tourniert
30 g Broccoli

Zubereitung:
Das geputzte Gemüse im Kocheinsatz nicht zu weich dämpfen, dann mit etwas zerlassener Butter anpinseln.

Anrichteweise:
Roastbeef in dünne Scheiben schneiden, mit Bratensaft aus der Bratenpfanne beträufeln und mit Gemüse und gefüllten Ofenkartoffeln servieren.

> *Tip:* Bei geänderter Garzeit können Sie nach derselben Methode Lammrücken, Kalbsrücken, Rinderfilet oder Hasenfilet usw. zubereiten. Zart rosa gebraten hält das Fleisch saftig. Gewürze und Beilagen sind variabel.

Abendessen der Milden Ableitungsdiät II (MAD II)

Das Abendessen der *MAD II* bleibt unverändert wie bei der *MAD I*. Bei stärkerem Eßbedürfnis sind jedoch auch die sättigenderen Öl-Quark-Aufstriche erlaubt.

Öl-Quark-Aufstriche der MAD II

1 EL (Eßlöffel) Öl = 10 g

(70)

Pro Person 279 kcal
6,15 g KH
17,60 g Ew
19,90 g F

Kräuterquark I

Zutaten:

250 g Magerquark
6 EL süßer oder saurer Rahm (60 g)
2 EL kaltgepr. Sonnenblumenöl
1 TL Kümmel gemahlen
1 TL frische, feingewiegte Kresse
Meersalz

Zubereitung:

Alle Zutaten gründlich mischen.

(71)

Pro Person 279 kcal
6,15 g KH
17,60 g Ew
19,90 g F

Kräuterquark II

Zutaten:

250 g Magerquark
6 EL süßer oder saurer Rahm
1 TL frischer Thymian feingewiegt
1 TL frisches Basilikum feingewiegt
2 EL kaltgepr. Sonnenblumenöl
Meersalz

(72)

Pro Person 279 kcal
6,15 g KH
17,60 g Ew
19,90 g F

Kräuterquark III

Zutaten:

250 g Magerquark
6 EL süßer oder saurer Rahm
2 EL kaltgepr. Öl
1 TL Sauerampfer frisch gewiegt
1 TL Bohnenkraut frisch gewiegt
Meersalz

73

Pro Person 279 kcal
6,15 g KH
17,60 g Ew
19,90 g F

Kräuterquark IV

Zutaten:

250 g Magerquark
6 EL süßer oder saurer Rahm
2 EL kaltgepr. Öl
1 TL Kümmel gemahlen
1 TL Dillkraut frisch gewiegt
Meersalz

74

Pro Person 279 kcal
6,15 g KH
17,60 g Ew
19,90 g F

Kräuterquark V

Zutaten:

250 g Magerquark
6 EL süßer oder saurer Rahm
1 TL Schnittlauch feingeschnitten
1 TL Petersilie feingewiegt
2 EL kaltgepr. Öl
Meersalz

(75)

Kräuterquark VI

Pro Person 279 kcal
6,15 g KH
17,60 g Ew
19,90 g F

Zutaten:

250 g Magerquark
6 EL süßer oder saurer Rahm
2 EL kaltgepr. Öl
1 TL Kerbelkraut frisch
1 TL Majoran frisch
Meersalz

Günstige Zusammenstellung der Gerichte der MAD II

Pro Portion im Durchschnitt 490 kcal oder 2058 kJ

(11) + (53)

Basensuppe Sellerie (S. 50) mit Polentaschnitte an Champignonsauce mit Wurzelgemüse (S. 118).

(9) + (54)

Basensuppe Emma (S. 48) mit Buchweizenauflauf an Thymiansauce und Petersilienwurzeln (S. 120).

(13) + (55)

Basensuppe Fenchel (S. 52) mit Folienkartoffeln und Gemüseletscho (S. 122).

(15) + (65)

Basensuppe Milli (S. 54) mit Kalbsrücken an Kerbelsauce und Kartoffelplätzchen (S. 137).

(14) + (56)

Basensuppe Agnes (S. 53) mit Kartoffel-Spinatauflauf (S. 124).

(16) + (57)

Basensuppe Spargel (S. 55) mit Hirse-Gemüsetopf (S. 125).

(12) + (58)

Basensuppe Gudrun (S. 51) mit Gemüseschnitzel und Wurzelgemüse (S. 126).

(10) + (61)

Basensuppe Frieda (S. 49) mit Seezungenfilet an Estragonsauce und Anna-Kartoffeln (S. 130).

(17) + (59)

Basensuppe Seraphine (S. 56) mit Maistortillas und Gemüse-Ratatouille (S. 127).

(18) + (60)

Basensuppe Christine (S. 57) und Kartoffel-Reibekuchen mit Zucchini-Karottengemüse (S. 128).

(11) + (46)

Basensuppe Sellerie (S. 50) und Hühnerfrikassee mit Karottenschaum (S. 102).

(12) + (33)

Basensuppe Gudrun (S. 51) mit Kräuter-Kartoffelauflauf (S. 77).

(14) + (30)

Basensuppe Agnes (S. 53) mit Kartoffellaibchen und Zucchinigemüse (S. 71).

(15) + (29)

Basensuppe Milli (S. 54) mit Polentaknödel und Gartengemüse (S. 69).

(16) + (37)

Basensuppe Spargel (S. 55) mit Hirseschnitzel und Karotten (S. 85).

(17) + (36)

Basensuppe Seraphine (S. 56) mit Auberginen-Gemüsetopf (S. 83).

(18) + (31)

Basensuppe Christine (S. 57) und Tofubällchen im Gemüsebett (S. 73).

(19) + (32)

Basensuppe Ulrike (S. 58) und Fencheltopf mit Polenta (S. 75).

Die Milde Ableitungsdiät III (MAD III)

Die *MAD III* ist die Ableitungsstufe, die bereits einen Übergang zu einer künftigen Dauerkost darstellt. Hier kommen schon etwas weniger leicht verdauliche Nahrungsmittel und Zubereitungsarten zur Verwendung, wie z. B. Kartoffeln in Form von Pellkartoffeln, vermehrt Küchen- und Wildkräuter (Kresse, Löwenzahn), auch Rindfleisch, weiterhin in bescheidenen Mengen Banane, Karotten roh im Öl-Eiweiß-Gericht und leicht verdauliche Nachspeisen (Desserts). Beim Grillen kann die bisherige Form (mit Folie) beibehalten oder bereits ohne Folie vorgegangen werden. Allerdings soll beim Übergang in die *MAD III* jeweils immer nur eine der neuerlaubten Eßmöglichkeiten erprobt werden. Unverändert gilt die Eßkultur mit gründlichstem Kauen und Einspeicheln sowie das rechtzeitige frühest mögliche Aufhören mit dem Essen.

Pflegen Sie weiterhin den guten Appetit!

Frühstück der Milden Ableitungsdiät III (MAD III)

Zur Auswahl stehen alle bereits in der *MAD I* und *II* empfohlenen Frühstücksgerichte, wobei jetzt zusätzlich zur Auswahl stehen:

- Neue Öl-Eiweiß-Aufstriche; oder
- Linomel-Misch-Gerichte (Linomel ist eine im Reformhaus beziehbare Leinöl-Honig-Mischung, die wegen ihrer Bekömmlichkeit und wegen ihres guten Geschmackes auch von Säuglingen vertragen wird.)*

(76)

Öl-Quark-Karotten-Aufstrich (Brotaufstrich)

Pro Person	
303 kcal	
12,0	g KH
15,05	g Ew
21,15	g F

Zutaten:

200 g Quark
(oder Gervaiskäse)
4 EL Vorzugsmilch
4 EL Leinöl oder Distelöl oder andere kaltgepreßte Öle
2-4 Stück Karotten (160 g)
Salz, Zitronensaft

Zubereitung:

Quark mit Milch, Leinöl und Salz mischen (möglichst im Mixer), feinst geriebene Karotten einrühren, mit etwas Zitronensaft abschmecken.

* *Budwig, J.*: Öl-Eiweißkost, Hyperion Verlag, Freiburg/Br.

(77)

Öl-Quark-Kräuter-Aufstrich Walter

Pro Person 270 kcal
5,05 g KH
14,15 g Ew
21,00 g F

Zutaten:

200 g Quark oder Gervais
4 EL Vorzugsmilch
4 EL Leinöl
je 2 gehäufte TL feingewiegter Kerbel oder Basilikum
Meersalz

Zubereitung:

Quark-Milch-Öl-Salz-Mischung herstellen, frische Kräuter einrühren.

(78)

Gofio-Dörrpflaumen-Aufstrich

Pro Person 373 kcal mit Milch
76,25 g KH
7,73 g Ew
13,45 g F

Zutaten:

70 g Gofio-Dinkelmehl (S. 40)
130 g Wasser oder Milch
150 g fein faschierte Dörrpflaumen
etwas Vollsalz

Zubereitung:

Alle Zutaten gut vermischen und in einem verschraubbaren Glas aufbewahren.

(79)

Pro Person 378 kcal 28,95 g KH 13,45 g Ew 23,50 g F

Gofio-Mandel-Aufstrich

Zutaten:
70 g Gofio-Mehl (Mais)
130 g Wasser
80 g Mandeln oder
Erdnußmus (Reformhaus)
1 TL Bienenhonig

Zubereitung:
Gofio mit allen Zutaten gut vermischen und mit 1 Kursemmel einspeicheln.

Öl-Quark-Aufstrich-Varianten

Genannte Aufstricharten können durch Beigabe von Brunnenkresse, Dillkraut, Ingwer, Majoran, Muskatnuß usw. variiert werden. Nach Kurende kommen auch – soweit es gut vertragen wird – Beifügungen wie Tomate, Rettich, Zwiebel usw. oder Banane, Heidelbeeren, Orange, Pfirsich, Erdbeeren, Brombeeren usw. in Betracht. Außerdem können in kleinen Mengen (teelöffelweise) frischgepreßte Gemüse- oder Obstsäfte eingerührt sowie anstelle des Quarks Sanoghurt, Bioghurt oder Biogarde verwendet werden. Die Möglichkeiten sind sehr zahlreich.

(80)

Linomel Hafer- oder Weizenbrei Loretta

Pro Person 256 kcal
21,88 g KH
4,58 g Ew
13,50 g F

Zutaten:

6 EL Linomel
6 EL Hafer- / Weizenflocken
1/2 l Gemüsebrühe
1/2 l Vorzugsmilch (S. 266)
Meersalz

Zubereitung:

1. Hafer- oder Weizenflocken in Gemüsebrühe einrühren – aufkochen – Linomel zugeben.
2. Nochmals kurz aufkochen – Milch zugeben, ca. 10 Min. nachquellen lassen.
3. Evtl. durch ein Sieb passieren.

Variationsmöglichkeiten: Man bereitet oben angeführten Grundbrei und gibt als Geschmacksveränderungen in den noch heißen, passierten Brei z. B.
3 EL frischgepreßten Karotten- oder Orangensaft,
1/2 zerdrückte Banane, nach *Kurende* geriebenen Apfel oder einen Eidotter.

(81)

Linomel-Sanddorn-Müsli Dorothea

Pro Person 212 kcal
8,75 g KH
9,80 g Ew
15,37 g F

Zutaten:

2 EL Linomel
3 EL Leinöl oder alle sonstigen kaltgepreßten Öle
2 EL Vorzugsmilch
100 g Quark
1 TL Honig
1 EL Sanddorn (honiggesüßt)
½ Banane

Zubereitung:

2 EL Linomel in Schüsselchen geben, darauf die in kleine Scheiben geschnittene Banane legen und darüber die folgende Creme schichten:
Leinöl, Milch und Honig gut vermengen (Mixer), nach und nach Quark zugeben, Sanddornsaft darübergießen.

(82)

Pro Person 209 kcal 43,60 g KH 6,95 g Ew 10,90 g F

Gofio-Müsli

Zutaten:

70 g gerösteter und feingemahlener Mais (Gofio, S. 40)
100 g Wasser
200 g Banane gemixt.

Zubereitung:

Gofio mit Wasser und gemixter Banane vermischen.

> *Tip:* Später kann das Müsli auch mit feingeschnittenen Äpfeln und Nüssen serviert werden. Siehe „Die leicht bekömmliche, biologische Küche“, P. Mayr, Karl F. Haug Verlag.

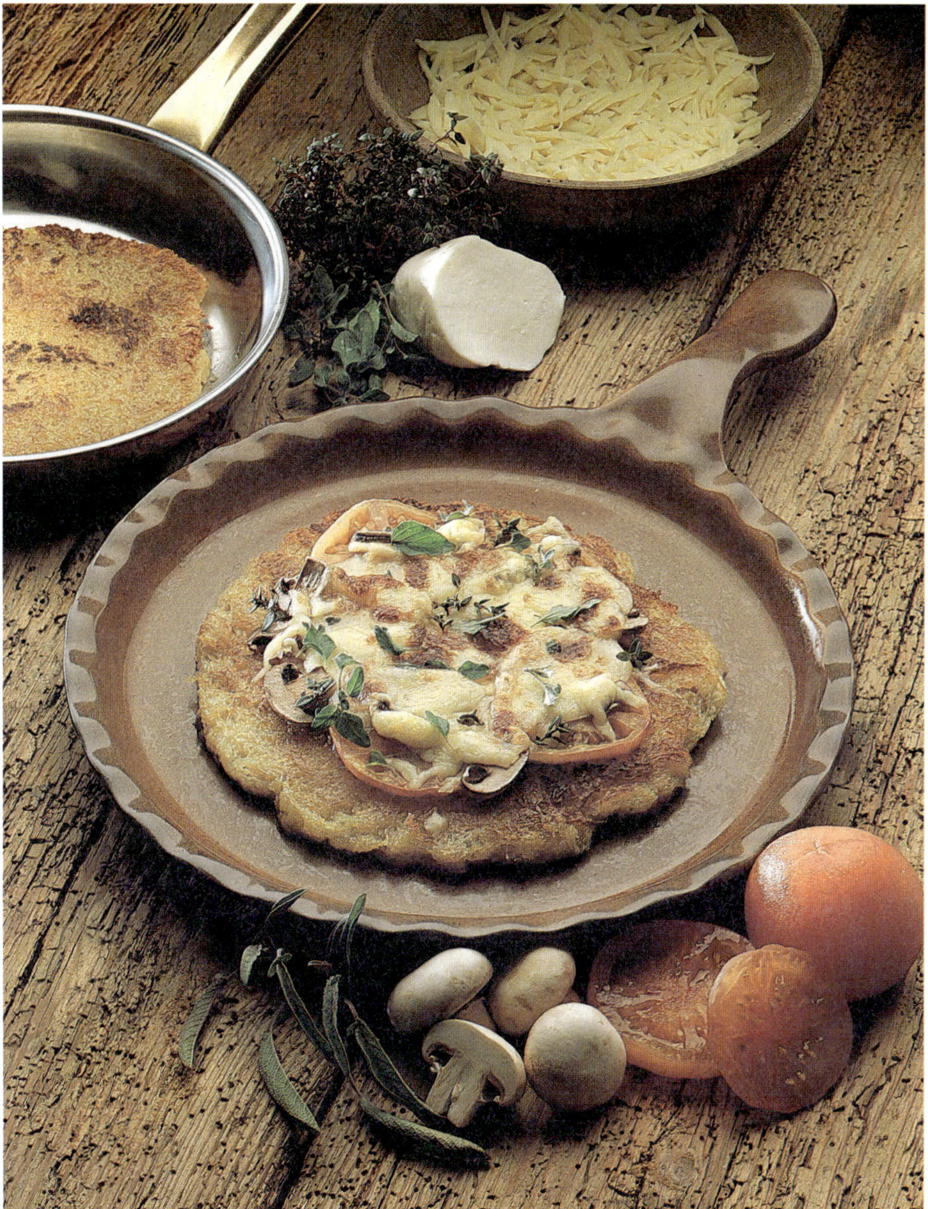

Kartoffelpizza Seite 182
Kartoffel-Reibekuchen Seite 128

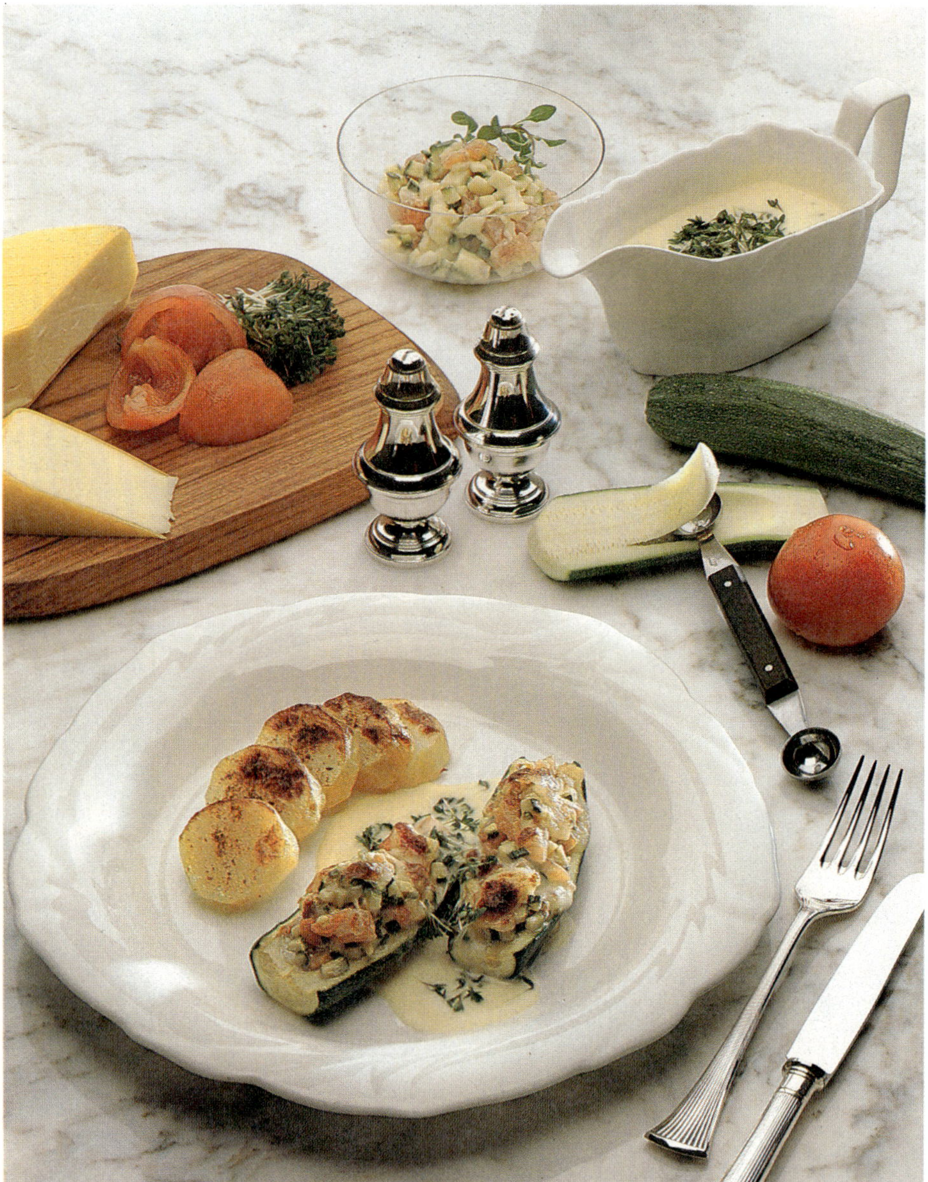

Gratiniertes Zucchinigemüse an Kressesauce mit Ofenkartoffeln
Seite 79

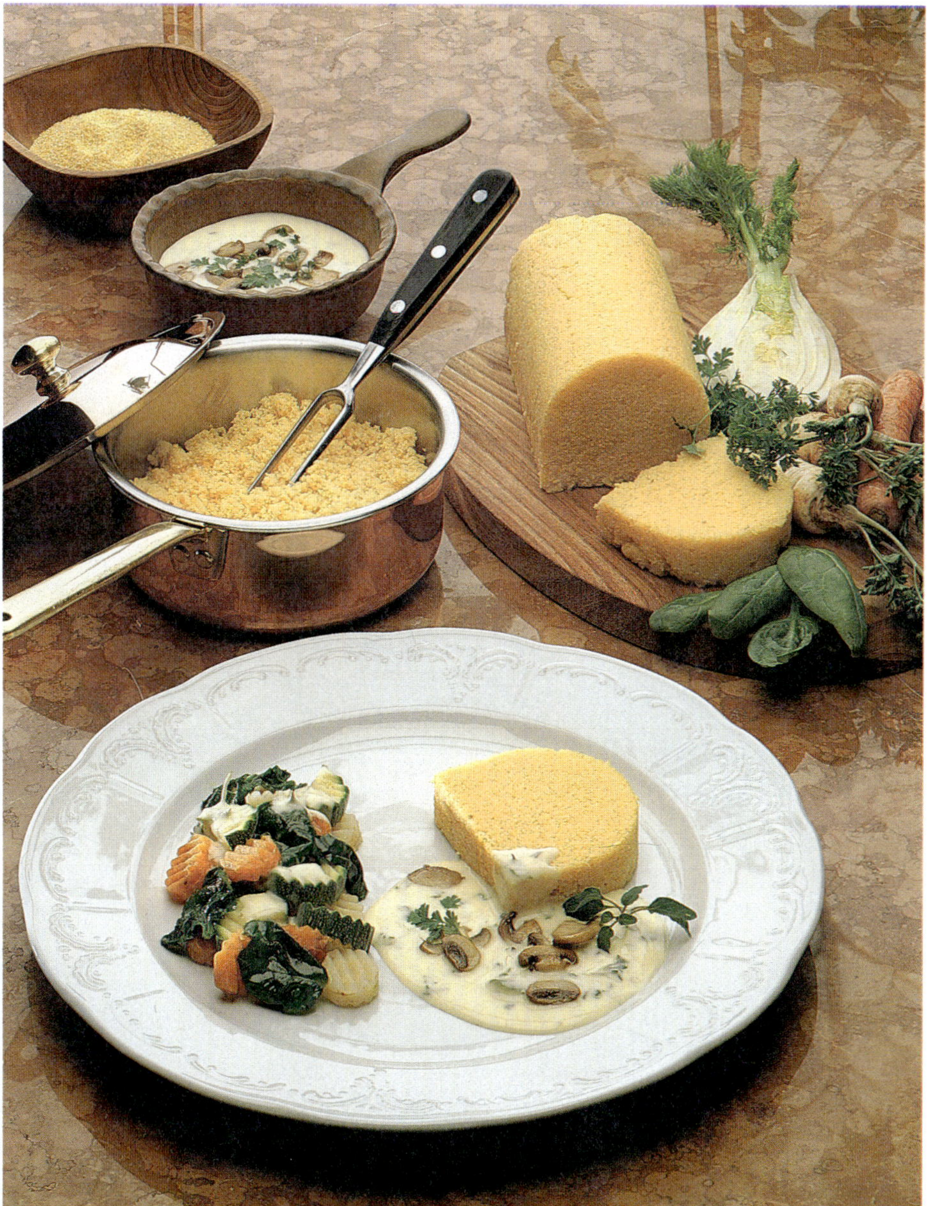

Polentaschnitte mit Gemüse und Champignonsauce
Seite 118

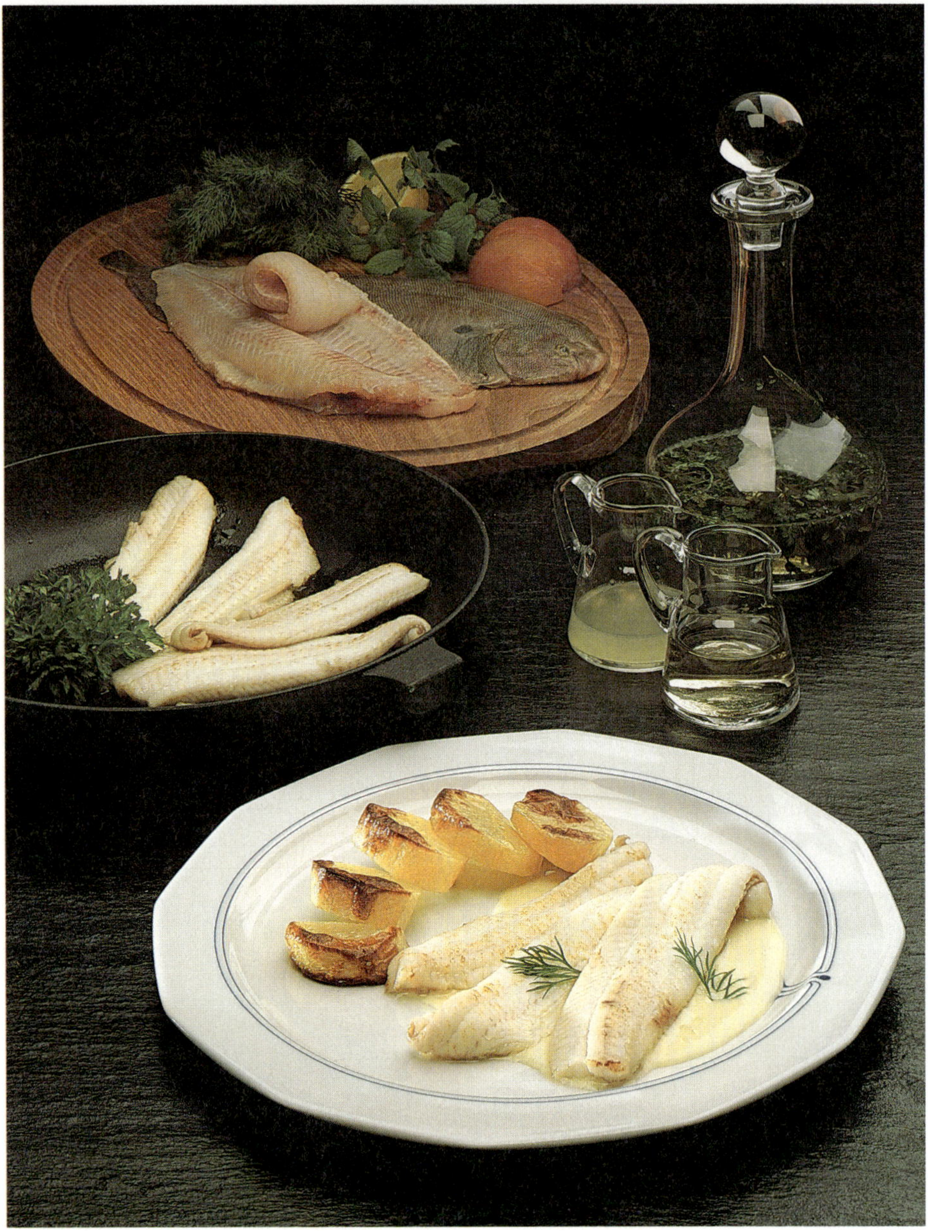

Seezungenfilet an Estragonsauce mit Anna-Kartoffeln
Seite 130

Tellergerichte MAD

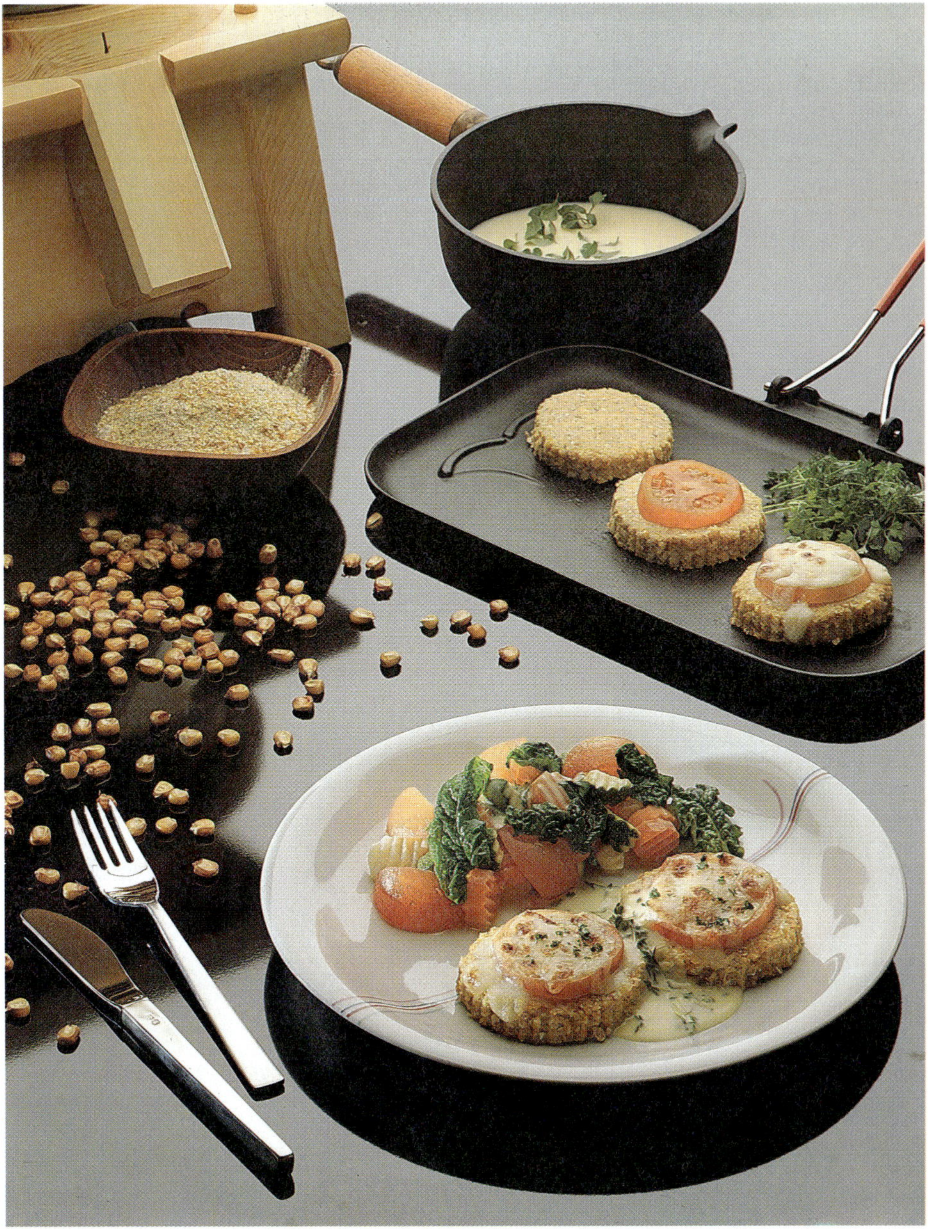

Maistortillas mit Gemüse Ratatouille
Seite 127

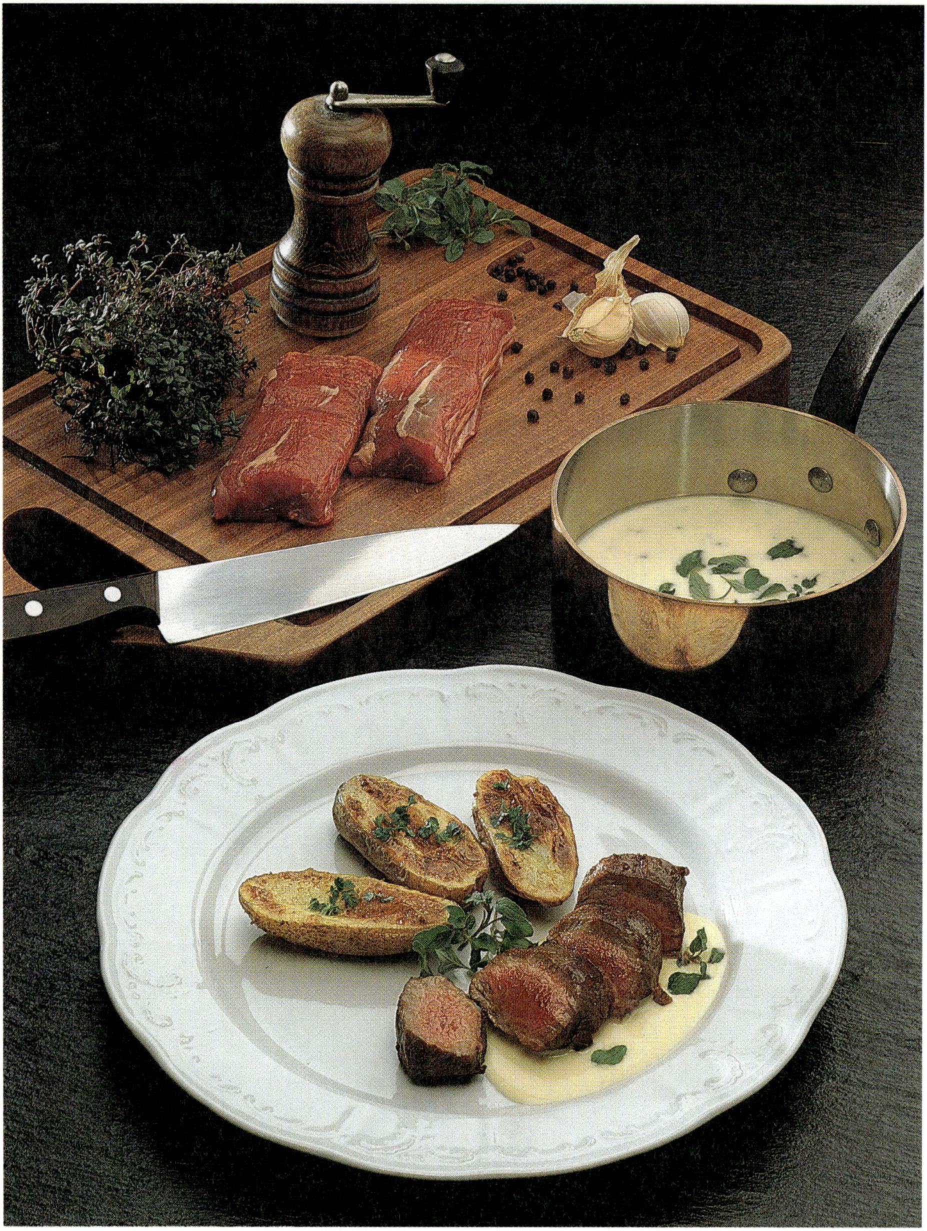

Lammfilet an Minzensauce mit Ofenkartoffeln
Seite 205

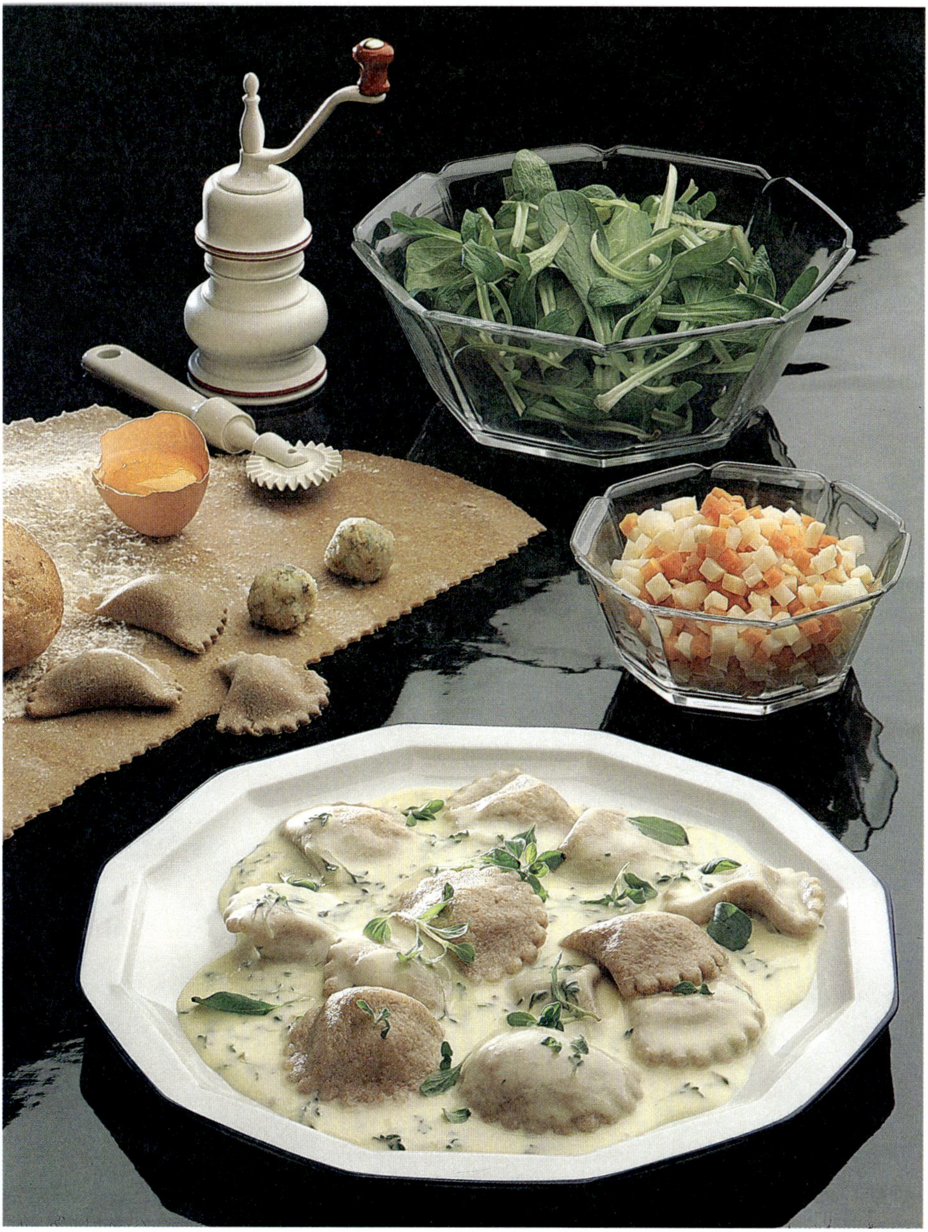

Dinkel-Ravioli mit Gemüsefüllung
Seite 178

Tellergerichte MAD

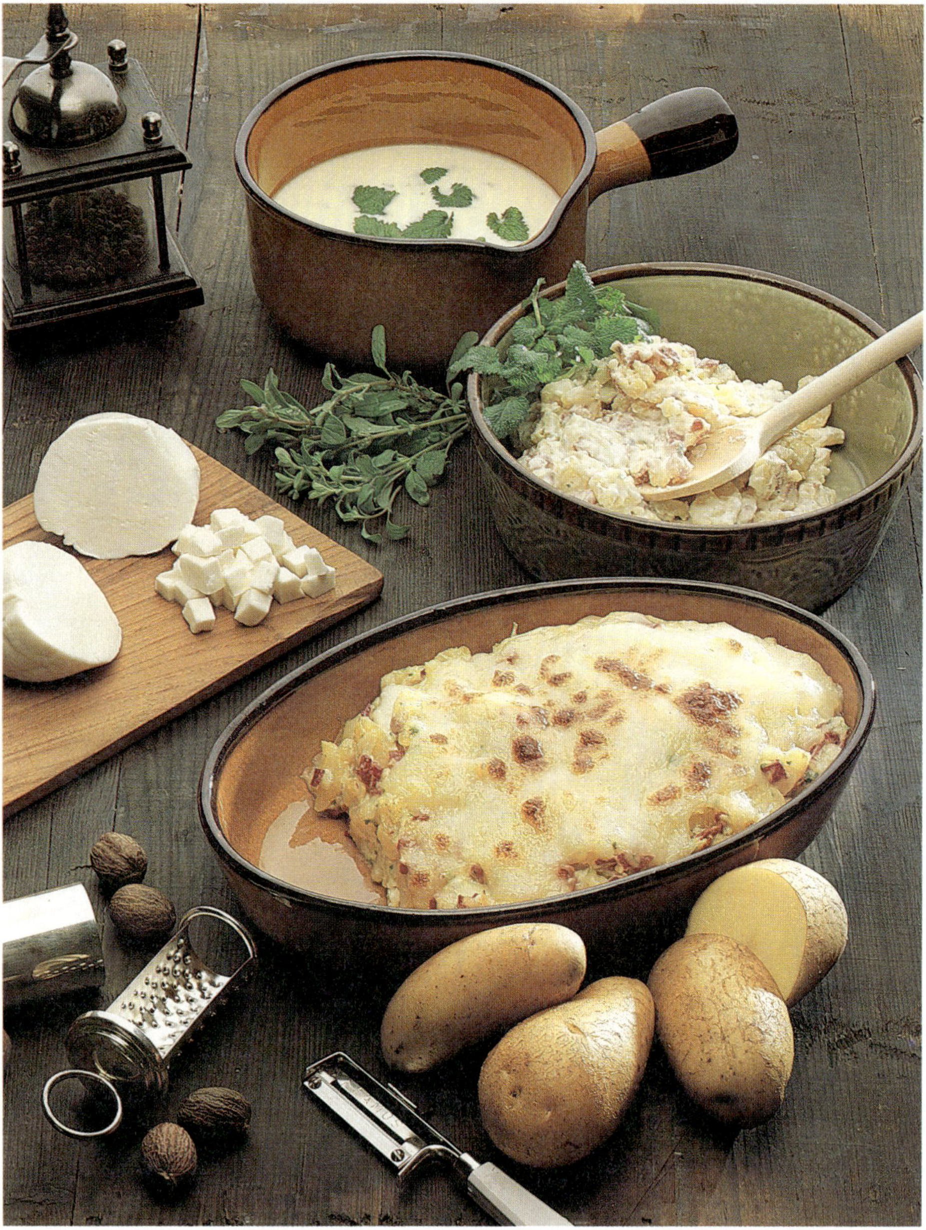

Kartoffelauflauf mit Mozzarella und Rinderschinken
Seite 77

Mittagessen der Milden Ableitungsdiät III (MAD III)

Die Basensuppen

Das zur Verwendung kommende Gemüse darf schon mit etwas Lauch oder Zwiebeln in Butter angeschwitzt werden. Dadurch ist der Geschmack noch besser (alle Rezepte für 2 Personen).

(83)

Basensuppe Astrid

(Kochzeit ca. 20 Minuten)

Pro Person	
110 kcal	
14,05 g KH	
2,80 g Ew	
4,30 g F	

Zutaten:

- ca. 3/4 l Gemüsebrühe oder Wasser
- 150 g Kartoffeln geschält
- 10 g Butter
- 20 g Zwiebel feingeschnitten
- 100 g Blumenkohl
- Basilikum, Kerbelkraut
- (evtl. ein Schuß Weißwein
- Meersalz
- 2 EL Rahm

Zubereitung:

1. Zwiebel in Butter kurz anschwitzen und das würfelig geschnittene Gemüse und Kartoffeln zugeben.
2. Aufgießen mit Brühe, salzen und zugedeckt garen lassen.
3. Suppe im Mixglas mixen und evtl. mit einem Schuß Weißwein, Rahm, Basilikum, Kerbel und Salz abschmecken.
4. Mit frischen Basilikumblättern und Kerbel garnieren.

(84)

Basensuppe Ilse

(Kochzeit ca. 20 Minuten)

Pro Person 117 kcal
17,05 g KH
2,65 g Ew
14,25 g F

Zutaten:

ca. 3/4 l Gemüsebrühe
oder Wasser
50 g Lauch (jung) oder
Porree
200 g Kartoffeln geschält
und gewürfelt
10 g Butter, Majoran,
Meersalz, Thymian
2 EL Sauerrahm

Zubereitung:

1. Butter in das Kochgeschirr geben und den jungen Lauch in Streifen geschnitten darin anschwitzen.
2. Geschälte, kleingeschnittene Kartoffeln zugeben, mit Salz, Majoran, Thymian würzen, mit Flüssigkeit aufgießen und zugedeckt garen. Etwas Muskatnuß zugeben.
3. Am besten mit Sauerrahm im Mixglas zu einer cremigen Suppe mixen.
4. Abschmecken und mit frischen Majoranblättern garnieren.

85

Basensuppe Lisbeth

(Kochzeit ca. 20 Minuten)

Pro Person 107 kcal
14,45 g KH
2,50 g Ew
14,35 g F

Zutaten:

ca. 3/4 l Gemüsebrühe
oder Wasser
20 g feingeschnittene
Zwiebel
100 g Kartoffeln geschält
150 g Sellerie geschält
10 g Butter zum
Anschwitzen, frisches
Kerbelkraut
Meer- oder Vollsalz,
frisch geriebene
Muskatnuß
etwas frischgehackte
Garten- oder Bachkresse
zum Darüberstreuen
2 EL Sauerrahm

Zubereitung:

1. Butter in das Kochgeschirr geben und die Zwiebel darin anschwitzen.
2. Geschälte Kartoffeln und Sellerie in Würfel geschnitten dazugeben, ebenfalls kurz anschwitzen lassen, salzen, mit Gemüsebrühe oder Wasser aufgießen, zugedeckt garen lassen.
3. Nach dem Garen die Suppe mit Sauerrahm mixen und mit Salz, Muskatnuß und Kerbelkraut abschmecken.
4. Mit frischgehackter Kresse vollenden.

Hauptspeisen der Milden Ableitungsdiät III (MAD III)

Außer den nachfolgenden Rezepten können jetzt zarte Blattsalate in bescheidener Menge als kleine Vorspeise vor der Suppe gegessen werden, angemacht mit naturreinem Apfelessig, kaltgepreßtem Öl und Meersalz.

Die angeführten Hauptspeisen haben im Schnitt pro Person 538 kcal oder 2260 kJ.

(86)

Dinkel-Frikadellen mit Kräutersauce und Gemüse

Pro Person 583 kcal
106,60 g KH
18,65 g Ew
9,65 g F

Zutaten

Dinkel-Frikadellen:

1 Tasse Dinkelgetreide,
2 Tassen Wasser
2 EL Magerquark
etwas Vollsalz

Zubereitung:

1. Dinkelgetreide mit Wasser aufkochen und zugedeckt (wie Reis) bei reduzierter Hitze ca. 30 Minuten ausdünsten lassen.
2. Etwas abkühlen lassen, Quark daruntermischen, salzen und 4 Frikadellen formen.
3. Die Frikadellen auf ein Backblech legen (bis zur Verwendung in den Kühlschrank stellen) und dann im vorgeheizten Ofen mit Backpapier zugedeckt heißmachen.

Natürlich kann das Dinkelgetreide einfach wie Reis gegessen werden. Der Eigengeschmack ist hervorragend und soll nicht durch zuviele Zutaten geschmälert werden.

Zutaten Kräutersauce:	*Zubereitung:*
2 EL Sauerrahm 1 TL Gartenkräuter	Sauerrahm glattrühren und mit frischen, feingehackten Küchenkräutern vermischen.

Zutaten Gemüse:	*Zubereitung:*
250 g geputztes Wurzelgemüse wie: Karotten, Sellerie, Petersilienwurzel, Zucchini etwas Vollsalz und frisch geriebene Muskatnuß 3–4 EL Basensuppe oder Sauce vom Vortag	Wurzelgemüse in eine gefällige Form schneiden und im Dampftopf nicht zu weich garen. Sollte noch eine Basensuppe oder Sauce vom Vortag geblieben sein, so kann man 3–4 EL zum Anschwenken des Gemüses verwenden. Ansonsten kann auch eine geringe Menge vom gedämpften Gemüse im Mixer püriert werden. Gewürzt wird mit wenig Vollsalz und frisch geriebener Muskatnuß.

Anrichteweise:
Dinkelfrikadellen auf zwei heißen Tellern anrichten und je zur Hälfte mit Kräutersauce überziehen. Mit Gartenkräutern garnieren, das Gemüse daneben bouquetförmig anrichten.

> *Tip:* Im übrigen können auch Hirse-, Weizen-, Hafer- oder Grünkernfrikadellen* so gemacht werden. Auf die Zugabe von Eidotter wird absichtlich verzichtet. Denn ein Eidotter beinhaltet schon 300 mg Cholesterin, das ist die erlaubte Tageshöchstmenge.

* *Mayr, P.*: Die leicht bekömmliche biologische Küche. Karl F. Haug Verlag, Heidelberg.

(87)

Polentaring mit Fenchel Milanaise

Pro Person 669 kcal
124,75 g KH
18,45 g Ew
10,60 g F

Zutaten
Polentaring:
1 Tasse frisch geschrotete Polenta (200 g)
10 g Butter
$1\frac{1}{2}$ Tassen Wasser (300 g)

Zubereitung:
1. Polenta in einer Kasserolle mit Butter anschwitzen, salzen und mit Wasser auffüllen. Einmal aufkochen und bei mittlerer Hitze zugedeckt ca. 20 Minuten ausdämpfen lassen (Vorsicht, brennt gerne an!)
2. Mit einer Fleischgabel gut auflockern, kurze Zeit ausdämpfen lassen, in einen kleineren, ausgespülten Reisring pressen und auf vorgewärmte Teller stürzen. Das Fenchelragout in den Polentaring einfüllen.

Zutaten
Fenchel-Milanaise:
500 g Fenchel
100 g Tomaten
100 g Zucchini
10 g Butter
$\frac{1}{4}$ l Wasser
Vollsalz, Galgantwurzel,
5 g Basilikumblätter

Zubereitung:
1. Fenchel entstielen, halbieren, Strunk herausnehmen, äußere Schalen entfernen und in Streifen schneiden.
2. Tomaten schälen, entkernen und grob würfeln.
3. Zucchini putzen, waschen und in dickere Scheiben schneiden.
4. Butter in eine große Pfanne geben und Fenchel und Zucchini darin kurz anschwitzen, mit Wasser auffüllen und zugedeckt etwa 10 Minuten knackig weich garen.
5. Tomatenwürfel zugeben, mit Vollsalz, Galgantwurzel und fein geschnittenen Basilikumblättern würzen.

1/8 l Basensauce, Seite 100, daruntermischen und zum Polentaring servieren. Oder etwas Gemüse mit Wasser im Mixglas zu einer Sauce pürieren und wieder zum Gemüse mischen.

Tip: Kurz vor Verwendung
Frisch geschrotete Polenta ist hervorragend im Geschmack. Beim Ausdünsten ist darauf zu achten, daß sich das Kochgeschirr nicht anlegt. Öfter umrühren. Die Feuchtigkeit bei frisch gemahlenem Mais kann dadurch genommen werden, daß man ihn auf ein Blech streicht und im Backofen austrocknet. Dann formen und anrichten. Bei gekauftem Polentagrieß ist das nicht nötig (S. 60).

88

Buchweizenring mit Zucchini-Champignonragout

Pro Person 391 kcal
56,35 g KH
12,30 g Ew
13,35 g F

Zutaten Buchweizenring:

1 Tasse Buchweizen (Mais oder Hirse)(100 g)
$1^1/_2$ Tassen Wasser (150 g)
10 g Butter
Vollsalz

Zubereitung:

1. Buchweizen waschen, abtropfen lassen, in Butter anschwitzen und mit Wasser auffüllen.
2. Einmal aufkochen, Kochplatte zurückschalten und zugedeckt bei wenig Hitze etwa 10-15 Minuten ausdünsten lassen, dann erst salzen und mit der Fleischgabel auflockern.

Zutaten Zucchini-Champignonragout:

300 g Zucchini
150 g Champignons
10 g Butter
$^1/_4$ l Wasser oder Gemüsebrühe
Vollsalz, Muskatnuß frisch gerieben,
1 EL frischgehackte Petersilie
2 EL Rahm

Zubereitung:

1. Zucchini putzen, waschen und in dickere Scheiben schneiden, Champignons putzen, waschen, abtropfen und halbieren, größere vierteln.
2. Zucchini und Champignons in einer großen Pfanne mit Butter anschwitzen, mit Wasser auffüllen und zugedeckt etwa 10 Min. dünsten lassen, bis die Flüssigkeit verdunstet und das Gemüse knackig weich ist.
3. Mit $^1/_8$ l Basensauce, siehe Seite 100, vermischen und mit Salz, Muskatnuß, Petersilie und Rahm abschmecken.

Anrichteweise:

Den Buchweizen in eine kleine, mit kaltem Wasser ausgespülte Reisring- oder Savarin-Form füllen, pressen und auf zwei Teller stürzen. In die Mitte des Ringes etwas Sauce und seitwärts das Ragout anrichten. Mit frischen Kräutern garnieren.

Tip: Bei guter Verträglichkeit kann später auch Vollwertreis (Kochzeit 40 Min.) verwendet werden. Beim Einkauf achten Sie bitte auf den Reis im Silberhäutchen. Er kommt dem „normalen“ Reis am nächsten und ist nicht zu verwechseln mit Braun- oder Diätreis*).

* *Mayr, P.*: Die leicht bekömmliche biologische Küche. Karl F. Haug Verlag, Heidelberg.

89

Dinkel-Ravioli mit Gemüsefüllung

Pro Person 915 kcal
83,40 g KH
22,60 g Ew
52,90 g F

Zutaten

Nudelteig:
150 g Dinkelmehl – frisch gemahlen (oder Weizen)
1 Ei
1 TL Olivenöl
ca. $^1/_{16}$ l warmes Wasser
50 g passierter Spinat gefroren
Vollsalz

Füllung:
150 g Gemüse (40 g Karotten, 30 g Sellerie, 40 g Champignons, 40 g Petersilienwurzel)
5 g Butter zerlassen
10 g frische Kräuter (Basilikum, Estragon, Petersilie)
$^1/_4$ l Schlagrahm/evtl. Basensauce
$^1/_{16}$ l Sauerrahm evtl. Basensauce
1 Semmel
Vollsalz, Galgantwurzel
(Siehe Rezepte 84 + 123)

Zubereitung:

1. Mehl, Ei, Olivenöl, Wasser und Salz miteinander vermengen und zu einem glatten, festen Teig kneten. 1–2 Stunden ruhen lassen.
2. Das Gemüse putzen, schälen, klein schneiden, im Dampftopf weich garen und mit Salz, Butter, Galgantwurzel und $^2/_3$ der gehackten Kräuter abschmecken.
3. Fein faschieren, eine eingeweichte Semmel mitfaschieren.
4. Den Nudelteig dünn ausrollen und in ca. 10 cm breite und 50 cm lange Streifen schneiden. Die Hälfte mit etwas Eigelb und Wasser bestreichen und darauf in Abständen von ca. 3 cm je einen Tupfer Fülle (mit Löffel oder Spritzsack) geben. Nun die freie Teigseite über die Fülle legen und gut an den Rändern andrücken. Auch zwischen den Gemüsefüllungen den Teig mit dem Handrücken fest andrücken.
5. Mit einem Teigrad Ravioli schneiden und diese in Salzwasser ca. 10 Minuten nicht zu stark kochen lassen.
6. Schlagrahm 3 Minuten einkochen lassen, (oder Basensauce nehmen), frischgehackte Kräuter zugeben und

kurz vor dem Servieren glattgerührten Sauerrahm daruntermengen. Nicht mehr kochen lassen!

7. Die Ravioli aus dem Wasser nehmen, kurz abtropfen lassen, sofort in die Rahmsauce geben und etwas durchschwenken. Auf vorgewärmten Tellern anrichten und servieren.

Tip: Etwas größer geformte Teigtaschen mit einer Füllung aus ca. $^2/_3$ gekochten, passierten Kartoffeln, $^1/_3$ Magerquark, Salz, Minzenblättern, Kerbelkraut (knödelförmig gerollt) und Muskatnuß sind bekannt als „Kärntner Käsnudeln" und werden nach dem Kochen in Salzwasser mit etwas zerlassener Butter serviert.

(90)

Hirse-Risotto mit Schinken und Käse

Pro Person 829 kcal
64,85 g KH
33,90 g Ew
42,60 g F

Zutaten

Risotto:

1 Tasse Vollwerthirse oder Perlweizen (150 g)
1 1/2 Tassen Wasser (230 g)
150 g Mozzarella Käse
100 g Rinderschinken
150 g Tomaten geschält
100 g Paprika
20 g Butter
1 TL Schnittlauchröllchen
Vollsalz, frisch geriebene Muskatnuß

Zubereitung:

1. Hirse waschen, abtropfen lassen, in 10 g Butter anschwitzen, mit Wasser auffüllen und zugedeckt bei mäßiger Hitze 10–15 Minuten ausdünsten lassen.
2. Dann salzen, mit einer Fleischgabel auflockern und evtl. in eine Schüssel geben.
3. Inzwischen Mozzarella, Schinken, Tomaten und Paprika in kleine Würfel schneiden und alles in einer Pfanne mit der restlichen Butter etwa 2–3 Minuten glasig schwitzen.
4. Das Ganze zur warmen Hirse mischen und mit Schnittlauch garnieren. Mit Hilfe eines Reisschöpfers anrichten! Dazu servieren Sie eine Kräutersauce.

Tip: Der Käse und Schinken kann durch Zucchini- und Auberginengemüse ersetzt werden.

Falls schon erlaubt, kann hier mit einer bescheidenen Menge zartem Salat begonnen werden (Übergang von *MAD III* zu Normalkost).

Zutaten

Blattsalat mit Kräuterdressing:

- 2 Portionen Kopfsalat, Feldsalat oder Eissalat
- 2 gehäufte EL Sauerrahm
- 2 EL Öl aus Erstpressung (Leinöl, Distelöl)
- 1 TL naturreiner Apfelessig
- ½ TL Zitronensaft
- 1 TL frisches Kerbelkraut feingeschnitten
- 100 g Karotten
- etwas Vollsalz

Zubereitung:

1. Salat putzen, waschen und gut abtropfen lassen.
2. Alle Zutaten in einer Schüssel gut vermischen, den Salat mit dem halben Dressing anmachen und in zwei Schüsseln anrichten.
3. Restliches Dressing evtl. darüber verteilen und mit feinst geraspelten Karotten und frischem Kerbelkraut garnieren.

Tip: Bei guter Verträglichkeit kann später auch „Reis im Silberhäutchen“ verwendet werden.

(91)

Pro Person 429 kcal 45,75 g KH 15,80 g Ew 18,95 g F

Kartoffelpizza pikant

Zutaten Kartoffelpizza:

500 g geschälte Kartoffeln
evtl. 1 Eidotter
Vollsalz
frisch geriebene Galgantwurzel (siehe Rezepte 84 + 123)

Zubereitung:

1. Kartoffeln ganz fein raspeln und mit Salz, (Eidotter) und wenig Galgant vermischen.
2. Den vorgeheizten, nicht zu heißen Plattengriller oder eine Pfanne mit Öl bestreichen und die Kartoffelmasse in 2 Portionen darauflegen. Mit einer Spachtel etwa 1 cm stark breitdrücken und diese runden Fladen beidseitig etwa 5 Minuten knusprig braun grillen. Zwischendurch mit zerlassener Butter bestreichen und umdrehen.
3. Die zwei Reibekuchen auf ein mit Öl bepinseltes Backblech setzen und den Belag vorbereiten.

Zutaten für evtl. Tomatenconcassee:

120 g Tomatenwürfel geschält und entkernt
10 g Butter
5 g frische Kräuter wie Basilikum, Majoran, Thymian, Oregano
2 Zehen Knoblauch feinst zerdrückt mit wenig Salz

Zubereitung:

1. Tomatenwürfel in Butter anschwitzen und mit allen Zutaten etwa 3-5 Minuten einkochen lassen, bis eine dicke Sauce entsteht.
2. Auskühlen lassen und die Kartoffelfladen damit bestreichen.

Zum Belegen:
120 g geschälte Tomatenscheiben (entkernt)
100 g Mozzarella Käse
1 TL feingehackte Petersilie zum Bestreuen
evtl. 50 g geschnittene Steinpilze oder Champignons in etwas Butter sautiert (geschwenkt).

Die vorbereiteten Reibekuchen mit Tomatenconcassee bestreichen, mit Tomatenscheiben, Mozzarellascheiben und blättrig geschnittenen, sautierten Pilzen belegen, mit etwas Salz und Oregano nachwürzen (zum Vorbereiten kurze Zeit in den Kühlschrank stellen). Im vorgeheizten Ofen bei 200° C 10 Minuten überbacken, mit Petersilie bestreuen und mit Hilfe einer Spachtel auf 2 Teller anrichten. Auf das Bestreichen mit Tomatenconcassee kann auch verzichtet werden.

Tip: Die Kartoffelpizza kann auch mit gekochten Kartoffeln (siehe Kartoffellaibchen S. 71) gemacht werden!

(92)

Auberginenscheiben gegrillt mit Buchweizenfrikadellen

Pro Person 398 kcal
30,8 g KH
12,15 g Ew
22,55 g F

Zutaten
Auberginenscheiben:
1 mittelgroße Auberginen (ca. 200 g)
Saft einer halben Zitrone
etwas Vollwertmehl zum Wälzen
etwas Vollsalz
10 g zerlassene Butter
etwas Öl zum Bestreichen

Zubereitung:
1. Auberginen kurz vor Verwendung evtl. dünn schälen und in etwa 1 cm dicke Scheiben schneiden.
2. Diese wenig salzen, mit einem Pinsel etwas Zitronensaft auftragen, beidseitig in Vollwertmehl tauchen und etwas abklopfen.
3. Vorgeheizten Plattengriller oder Pfanne mit Öl bestreichen und die Auberginenscheiben bei mäßiger Hitze etwa 2 Min. goldgelb braten. Zwischendurch umdrehen und mit etwas zerlassener Butter bepinseln.

Zuerst Buchweizenfrikadellen und die Sauce fertigstellen!

Sauce:
Rezept siehe Seite 86.

Zutaten
Buchweizenfrikadellen:
60 g Buchweizen
90 g Wasser
80 g Champignons
20 g Butter
60 g Magerquark passiert
50 g Mozzarella
etwas Vollsalz und Kerbelkraut

Zubereitung:
1. Buchweizen waschen, abtropfen lassen, mit 10 g Butter anschwitzen, mit Wasser auffüllen, aufkochen und zugedeckt bei mäßiger Hitze etwa 10-15 Minuten ausdünsten.
2. Dann in eine größere Schüssel umschütten und salzen.
3. Champignons blättrig schneiden, in restlicher Butter anschwitzen und zugeben. Mozzarella in kleine Würfelchen schneiden und mit dem Quark

und Kräutern untermischen (kann so vorbereitet werden).

4. Aus der Masse 4 fingerstarke Frikadellen formen, diese auf ein gebuttertes Backblech legen, mit Backpapier zudecken und im Ofen warm machen.

Anrichteweise:
Zuerst etwas Sauce auf zwei Teller verteilen, gebratene Auberginenscheiben darauflegen, mit Kräutern garnieren, seitwärts Buchweizenfrikadellen anrichten und evtl. mit etwas Tomatenconcassee (S. 182) garnieren.

> *Tip:* Bei guter Verträglichkeit kann später auch Vollwertreis (Reis im Silberhäutchen), Perlweizen oder Hirse statt Buchweizen verwendet werden.

(93)

Mexikanischer Maisauflauf an pikanter Sauce

Pro Person 630 kcal
72,75 g KH
18,70 g Ew
28,75 g F

Zutaten

Maisauflauf:

120 g feingemahlener Mais (Maismehl)
60 g Milch
60 g Rahm (Sahne)
2 Eier
Vollsalz – etwas Galgantwurzel feingemahlen, etwas Butter zum Einpinseln, 1 Bund Majoranblätter

Zubereitung:

1. Eiweiß mit etwas Salz steifschlagen und kühlstellen.
2. Eidotter mit Milch, Rahm und Galgant mindestens 5 Minuten mit dem Handmixer verrühren.
3. Eischnee zur Dottermasse geben, Maismehl langsam dazustreuen und dabei mit dem Schneebesen (nicht mit dem Mixer) locker untermelieren. Die Masse muß aussehen wie ein Biskuitteig und darf nicht zu fest sein. Bei lange gelagertem Getreide eventuell etwas weniger Mehl verwenden. Je weniger Mehl, desto lockerer der Auflauf!
4. 2 kleinere Reisringformen (Savarinform) mit zerlassener Butter auspinseln und die Masse ziemlich voll einfüllen. Bei Verwendung kleinerer Kastenformen ist etwas längeres Garen nötig.
5. Den Auflauf 12 Minuten im Wasserdampf garen und aus der Form stürzen (evtl. mit einem kleinen Messer rundum lockern). Zum Garen im Dampf eignet sich jeder Topf mit zuunterst Wasser, Einhängekorb und Deckel. Ohne Einhängekorb muß darauf geachtet werden, daß das Wasser nicht übersprudelt.

6. Maisring auf vorgewärmten Tellern anrichten, mit pikanter Sauce füllen, etwas darüberlaufen lassen und mit Majoranblättern garnieren.

Zutaten

Pikante Sauce:

100 g Tomaten geschält und entkernt
150 g Paprikaschoten (grün, gelb, rot) entstielt und entkernt
50 g Maiskörner tiefgefroren
100 g Pilze (Champignons oder Pfifferlinge oder Steinpilze)
1 TL frischgehackte Petersilie
20 g Butter
50 g Lauch (falls verträglich)
2 Zehen Knoblauch fein zerdrückt
1 TL Sojasauce (Tamari)
Vollsalz
ca. 1/8 l Gemüsebrühe oder Wasser

Zubereitung:

1. Tomaten und Paprika in größere Würfel schneiden, Champignons halbieren (andere Pilze kleiner schneiden), Lauch in Ringe schneiden.
2. Lauch in einer großen Pfanne mit Butter anschwitzen, Champignons zugeben, kurze Zeit etwas anbräunen, Paprikawürfel zugeben, anschwitzen, mit Gemüsebrühe auffüllen und solange einkochen lassen, bis die Flüssigkeit verdunstet und die Paprika weich sind.
3. Tomatenwürfel, Maiskörner und Petersilie zugeben und mit Salz, Knoblauch und Sojasauce abschmecken.

Tip: Die pikante Sauce kann auch mit 1/8 l einer beliebigen Kräutersauce oder Basensuppe, (evtl. vom Vortag), gestreckt werden. Anstatt dem Auflauf kann auch gedämpfter Maisgrieß oder Hirse in den Ring gepreßt und gestürzt werden (siehe S. 60).

(94)

Römisches Gurkenfrikassee mit Kräuterlaibchen

Pro Person 321 kcal
32,80 g KH
7,15 g Ew
14,85 g F

Zutaten

Gurkenfrikassee:

300 g Salatgurke (oder Speisekürbis)
150 g Tomaten
100 g Champignons
20 g Butter
5–10 g frische Basilikumblätter
Vollsalz, frisch geriebene Muskatnuß
evtl. 2 EL Crème fraîche oder Sauerrahm

Zubereitung:

1. Salatgurke schälen, der Länge nach halbieren und mit einem Eßlöffel entkernen. In 1 cm starke Streifen schneiden.
2. Tomaten schälen, entkernen und in Würfel schneiden. Champignons putzen, waschen und halbieren.
3. Butter in einer größeren Pfanne schmelzen lassen und Gurken und Champignons darin schwenken, leicht anbraten und zugedeckt kurze Zeit weichdünsten. Dabei evtl. etwas Gemüsebrühe zugießen.
4. Wenn die Gurken kernig weich sind und das Wasser verdunstet ist, Tomatenwürfel und fein geschnittene Basilikumblätter untermischen und mit Vollsalz und frisch geriebener Muskatnuß würzen. Evtl. 2 EL Crème fraîche darunterrühren. Statt dessen kann man auch 3–4 EL Basensauce daruntermischen.

Zutaten
Kräuterlaibchen:
300 g Kartoffeln mit Schale (mehlige Sorte)
5–10 g Butter zerlassen
1 EL frische Kräuter wie: Majoran, Thymian, Petersilie oder Minzenblätter fein gehackt,
Vollsalz, etwas Galgantwurzel, fein gemahlen

Zubereitung:
1. Kartoffeln waschen und im Dampftopf mit Schale kernig weich garen, schälen.
2. Nicht zu fein raspeln und zerlassene Butter, Salz, Kräuter und Galgant untermischen.
3. 2 fingerstarke Laibchen formen, diese auf ein bemehltes Backblech legen und im vorgeheizten Ofen bei 220° C etwa 10 Minuten bräunlich backen oder in der Pfanne goldgelb braten.

Tip: Die Kartoffelmasse kann auch in eine Form gepreßt und dann gestürzt werden. Man kann daraus evtl. unter Zugabe eines Eidotters Kroketten, Stürzkartoffel oder Rösti machen. Durch das Bräunen im Backrohr wird entscheidend Fett eingespart.
Variationsmöglichkeiten durch Zugabe von Champignons, Käsewürfel, Schinkenwürfel und Tomaten.

(95)

Pro Person	655 kcal
	58,55 g KH
	33,0 g Ew
	31,75 g F

Dinkel-Nudelauflauf mit Kräutern

Zutaten

Nudelteig:

150 g feingemahlener Dinkel (Dinkelmehl) evtl. Weizen
1 Ei
1 TL Olivenöl
ca. $^1/_{16}$ l warmes Wasser
Vollsalz

Weitere Zutaten:

70 g Rinderschinken klein gewürfelt
80 g Champignons blättrig geschnitten
10 g Butter
5 g frische Basilikumblätter fein geschnitten
100 g gewürfelter Mozzarella
30 g frisch geriebener Käse
2 EL Sauerrahm
1 Eidotter
Vollsalz, frisch geriebene Muskatnuß

Zubereitung:

1. Mehl, Öl, Ei, Salz und Wasser miteinander vermengen und zu einem glatten, festen Teig kneten. 1 Stunde ruhen lassen.
2. Den Teig dünn ausrollen und ca. $^1/_2$ cm breite Nudeln schneiden. Eine kleine handbetriebene Nudelmaschine kann hier gute Dienste leisten. Die Nudeln immer wieder mit Mehl bestäuben und im Salzwasser ca. 5 Minuten nicht zu weich (al dente) kochen.
3. Nudeln herausnehmen, evtl. kalt abschrecken und in eine Schüssel geben. Mit allen weiteren Zutaten (Champignons und Schinken in Butter anschwitzen) vermengen und in eine mit Butter ausgestrichene Auflaufform geben.
4. Zuletzt noch etwas frischgeriebenen Käse darüberstreuen und im vorgeheizten Backofen bei 200° C ca. 10–15 Minuten überbacken.
5. Wie eine Lasagne herausstechen, auf vorgewärmten Tellern anrichten und mit frischen Kräutern garnieren.
6. Dazu gibt man noch eine Basensauce (S. 193)

Tip: Beim Nudelteig können fast alle Getreidearten einzeln oder gemischt verwendet werden. Der Teig wird noch feiner, wenn man ein Eidotter mehr zugibt. Durch Zugabe von 3 Eßlöffeln passiertem Spinat, Tomatenmark, feingehackten Kräutern, Safran oder Rote Bete können die Nudeln immer anders aussehen. Auch die Schnittweise kann für Abwechslung sorgen, angefangen von Spaghetti bis über Schnitt- oder Bandnudeln kann alles aus demselben Teig gemacht werden. Auf einem Nudelbrett mit Mehl bestäubt und trocken zugedeckt kann man die Nudeln vorbereiten.

96

Grünkern-Käsenockerln mit Gemüse

Pro Person 752 kcal
37,70 g KH
14,80 g Ew
54,75 g F

Zutaten

Grünkernnockerln:

100 g Butter
2 Eier
100 g Grünkern fein gemahlen (Reformhaus)
1 EL frisches Kerbelkraut
Vollsalz

Zubereitung:

1. Butter schaumig rühren und mit Eidotter verschlagen, salzen.
2. Eiweiß mit einer Prise Salz zu steifem Schnee schlagen und mit dem Mehl zugleich unterheben.
3. Die Masse 1/2 Stunde in den Kühlschrank stellen, mit zwei Eßlöffeln kleine Nockerln formen und diese ca. 2–3 Min. im köchelnden Salzwasser garen.
4. Mit einem Netzschöpfer herausheben und in eine ausgebutterte Form legen.
5. Mit mildem Schafskäse oder würfelig geschnittenem Mozzarella belegen und im vorgeheizten Ofen bei 200° C kurz gratinieren. Dann mit frischen Kräutern garnieren.

Anrichteweise:
Die Nockerln kann man auch mit der Pfanne auf den Tisch stellen. Dazu serviert man Wurzelgemüse (Rezept S. 69).

Tip: Diese Nockerln kann man auch mit Dinkel-, Weizen-, Hirse- oder Maismehl machen. Als Hauptspeise aus dem Wasser heben, abtropfen lassen und mit zerlassener Butter bepinselt servieren. Für Suppeneinlagen nur 70 g Vollwertmehl verwenden!

(97)

Hechtschnitte an Sauerampfersauce mit Kerbelkartoffeln

Pro Person 328 kcal
25,35 g KH
31,45 g Ew
11,0 g F

Zutaten Hechtschnitte:

250 g frisches Hechtfilet (siehe Tip S. 131) portioniert
2 g Butter zum Anpinseln
1 TL Öl
Saft einer halben Zitrone zum Marinieren

Zubereitung:

1. Zuerst alles andere fertig machen, zuletzt den Fisch zubereiten.
2. Hechtfilet mit Zitronensaft einpinseln, mit Vollsalz würzen und auf den mit Öl eingepinselten, nicht zu heißen Plattengriller (oder Pfanne) legen.
3. Von beiden Seiten kurze Zeit (ca. 2 Min.) grillen, so daß der Fisch auf alle Fälle saftig bleibt. Darauf achten, daß es keine scharfe Kruste gibt.
4. Den Fisch mit zerlassener Butter überziehen und sofort servieren.

Zutaten Sauerampfersauce:

100 g Kartoffeln geschält und klein gewürfelt
10 g Butter
20 g Lauch (falls verträglich)
350 g Wasser
5–10 g junge frische Sauerampferblätter
2 EL Sauerrahm oder Crème fraîche
Vollsalz

Zubereitung der Sauce siehe S. 100.
Die Sauerampferblätter mitmixen.

Zutaten	*Zubereitung:*
Kerbelkartoffeln:	Kartoffeln weichdämpfen und in einer Pfanne mit Butter und Kerbel schwenken.
200 g Kartoffeln geschält und zugeschnitten (tourniert)	
1 EL abgezupfte oder gehackte Kerbelblätter	
5 g Butter	

Tip: Im Haushalt wird man wohl kaum einen größeren Fisch zum Zerlegen haben. Trotzdem sollten Sie wissen: jeder Frischfisch wird erstmal ausgenommen (-geschuppt), gewaschen (bei „Blaukochen“ auf die Schleimhaut achten) und von der Schwanzflosse zum Kopf entlang des Rückgrates (beidseitig) filetiert.
Dann kann man mit einem guten Messer alle Gräten entfernen (evtl. mit einer Pinzette) und den Fisch in portionsmäßige Tranchen teilen und wieder zusammensetzen. So vorbereitet wird der Fisch gekühlt (evtl. mit Zitronensaft mariniert) und kurz vor dem Essen zart rosa gegrillt oder gebraten. Damit er nicht bricht, immer mit einer Spachtel umdrehen.

(98)

Schollenfilet vom Grill mit Steinpilzen und Kerbelsauce

Pro Person 557 kcal
30,40 g KH
32,70 g Ew
33,80 g F

Zutaten
Schollenfilet:
2 Scheiben Schollenfilet
à 100–120 g
Salz, Pfeffer aus der
Mühle
1 cl Maiskeimöl
100 g kleine Steinpilze
(oder Champignons)
80 g Vollwert-Spinat-
nudeln

Zubereitung:

1. Schollenfilets mit Salz und Pfeffer aus der Mühle würzen.
2. Den vorgeheizten Grill oder eine entsprechend erhitzte Grillpfanne mit Maiskeimöl ausstreichen. Schollenfilets auf beiden Seiten etwa drei bis vier Minuten grillen.
3. Steinpilze putzen, mit einem feuchten Tuch abreiben und in Scheiben schneiden.

Zutaten
Kerbelsauce:
20 g Butter
25 g Schalotten, fein
gehackt
1 dl Fischfond
1 dl Crème double,
Sahne oder Basensauce
Salz, Pfeffer aus der
Mühle
1 Bund Kerbel, fein
geschnitten

Zubereitung:

Die Butter in einer Pfanne schmelzen lassen, die geschnittenen Steinpilze zufügen und von beiden Seiten anbraten. Schalotten zu den Pilzen geben und andünsten. Mit dem Fischfond ablöschen, die Flüssigkeit zur Hälfte einkochen, mit der Crème double oder Sahne auffüllen und noch einmal um die Hälfte einkochen. Mit Salz und Pfeffer abschmecken. Vor dem Servieren den fein geschnittenen Kerbel unter die Sauce ziehen.

Anrichteweise:
Steinpilze mit der Sauce auf vorgewärmten Tellern verteilen, die Schollenfilets vom Grill nehmen, Fett abtupfen und auf den Pilzen anrichten. Nudeln in Salzwasser kochen, abseihen und mit zerlassener Butter beträufelt zum Schluß dazugeben. Oder mit Dampfkartoffeln servieren.

Tip: Statt Schollenfilet können Sie jeden grätenfrei ausgelösten Salz- oder Süßwasserfisch nehmen. Besonders geeignet sind: Seezungenfilets, Stein- oder Heilbutt, Zander oder Saiblingfilet.
Anstatt der angeführten Sauce können Sie auch kalorienarme Basilikumsauce (S. 81) auf Kartoffelbasis machen oder die Sahnesauce mit dieser strecken.

(99)

Pro Person 401 kcal 5,80 g KH 32,90 g Ew 25,60 g F

Felchenfilet mit Lachs gefüllt und in Mangold gedünstet

Zutaten
2 Felchenfilets à 100 g
60 g Lachsfilet
Salz, Pfeffer aus der Mühle
40 g Butter
1 Schalotte (30 g)
6 große Mangoldblätter
$^1/_2$ dl Weißwein
$^1/_2$ dl Fischfond oder Gemüsebrühe
200 g Tomatenwürfel, geschält und entkernt
1 Bund Basilikum, fein geschnitten

Zubereitung:

1. Mangoldblätter waschen, kurz dämpfen. Blätter einzeln auf einem feuchten Küchentuch ausbreiten und den Strunk herausschneiden.
2. Felchenfilets zum Füllen mit Salz und Pfeffer leicht würzen. Auf eine Filethälfte eine dünne Lachsscheibe legen, die zweite Hälfte darüberklappen. Die Filets in die vorbereiteten Mangoldblätter wickeln.
3. Eine feuerfeste Form mit Butter ausstreichen, darauf die gehackte Schalotte, Salz und Pfeffer streuen.
4. Die umwickelten Filets eng aneinander in die Form setzen, Weißwein und Fischfond dazugießen. Im auf 200° C vorgeheizten Ofen rund fünfzehn Minuten dünsten.
5. Für die Sauce den beim Dünsten entstandenen Fond abschütten und leicht dickflüssig einkochen. Den reduzierten Fond mit eiskalter Butter aufschlagen oder mit Basensauce auffüllen.

Anrichteweise:
Die gefüllten Filets mit der Sauce übergossen auf heißen Tellern anrichten, mit in Butter geschwenkten Tomatenwürfeln und Basilikum garnieren. Dazu geben Sie kleine heurige Dampfkartoffeln.

Tip: Anstelle der Felchen kann auch Saibling, Lachs-, Rot- oder Seezungenfilet verwendet werden.
Als Ersatz der angeführten Sauce oder zum Verlängern eignet sich jede Basensauce.

(100)

Seezungenfilet mit kleinen Gemüsen und Estragon-Sabayon

Pro Person 603 kcal
17,50 g KH
17,20 g Ew
42,90 g F

Zutaten

Seezungenfilet mit kleinen Gemüsen:

200 g Seezungenfilet
abgeriebene, ungespritzte Orangenschale
Butter zum Ausstreichen
Salz, etwas Lauch, Fenchel, Sellerie und Karotten für den Fischsud
Pfeffer aus der Mühle
2 weiße Rüben (100 g)
1 Orange (100 g)
1 kleine Zucchini (100 g)
1 Bund Kerbel
½ dl Weißwein
je 2 ganz kleine Karotten und Petersilienwurzeln, gedämpft (100 g)

Zubereitung:

1. Seezungenfilets mit einer Messerspitze abgeriebener Orangenschale bestreuen.
2. Aus den Seezungengräten mit Lauch, Wein, Sellerie, Karotten und Fenchel einen Fischsud machen.
3. Weiße Rüben schälen und tournieren. Im Kocheinsatz oder Dampftopf knackig garen. Die Zucchini in zündholzstarke Streifen schneiden und auch knackig garen.
4. Orange schälen, die weiße Haut entfernen und die Filets zurechtschneiden.
5. Eine Sauteuse mit Butter ausstreichen, leicht salzen und die Seezungenfilets hineinlegen. Im 200° C heißen Ofen den Fisch glasig ziehen lassen. Rüben, Zucchini und Orangenfilets dazugeben. Heiß schwenken und abschmecken.

Zutaten
Estragon-Sabayon:
1,5 dl Crème fraîche oder
Sahne
25 g Butter
1 Eigelb
Salz, Pfeffer
1 Bund Estragon

Zubereitung:
Zwei Deziliter von dem Fischsud nehmen und bei starker Hitze einkochen, die Crème fraîche dazugießen und kurz einkochen, vom Herd nehmen. Mit etwas kalter Butter aufschlagen, Eigelb unterziehen und im Mixer schaumig aufschlagen. Mit gehacktem Estragon vollenden.

Anrichteweise:
Seezungenfilets mit Estragon-Sabayon überziehen und mit Kerbel bestreuen. Dazu servieren Sie kleine Kartoffeln und garnieren mit gedämpften Karotten und Petersilienwurzeln.

Tip: Der Fisch kann ausgetauscht werden durch Zander, Saibling, Hecht oder Lachs.
Statt Estragon-Sabayon können Sie kalorienarme Basensaucen nehmen.

(101)

Hühnerfrikadellen auf spanische Art

Pro Person 390 kcal
15,70 g KH
37,70 g Ew
15,0 g F

Zutaten:

- ½ altbackenes Brötchen
- ½ Zwiebel (30 g)
- 5 gefüllte grüne Oliven
- 1 Ei
- 200–250 g faschiertes Hühnerfleisch
- je 1 Messerspitze weißer Pfeffer und frisch gepreßter Knoblauch
- etwas Salz
- 1 EL Öl (15 g)
- 1 Tomate (50 g)
- 2 Sardellenringe, mit Kapern gefüllt
- 1/16 l trockener Rotwein
- 1 EL Tomatenmark (20 g)
- 1 Tasse Curryketchup (100 g) oder Tomatenwürfel
- 1 Bund Oreganoblätter (frisch)

Zubereitung:

1. Brötchen in kleine Stücke brechen, mit kaltem Wasser übergießen und etwa 15 Minuten einweichen. Zwiebel schälen und mit Oliven kleinwürfeln.
2. Das Brötchen ausdrücken und mit Zwiebelwürfeln, Oliven, Ei, Hackfleisch und Gewürzen vermengen.
3. Das Öl in einer großen Pfanne erhitzen. Aus dem Fleischteig zwei gleich große Frikadellen formen und von beiden Seiten goldgelb anbraten, die Hitze zurückschalten und bei schwacher Hitze in insgesamt ca. 15 Minuten gar braten.
4. Tomate waschen, abtrocknen und in vier dicke Scheiben schneiden. Die Frikadellen auf einer vorgewärmten Platte warm halten. Die Tomatenscheiben in der Pfanne von beiden Seiten anbraten und mit den Sardellenringen auf die Frikadellen legen.
5. Den Bratenfond in der Pfanne mit dem Rotwein lösen. Das Tomatenmark mit dem Ketchup und dem Oregano verrühren, unter die Rotweinsauce mischen, alles einmal aufkochen lassen und noch einmal kräftig mit Salz und weißem Pfeffer abschmecken.

6. Frikadellen mit Sauce umgießen.

   Auch diese Sauce kann mit Basensuppe (vom Vortag) oder -sauce verlängert werden.

Anrichteweise:
Dazu passen Kartoffelpüree und Gemüse.

Tip: Statt Hühnerfleisch können Sie Putenfleisch, Kalb, Rind oder Lamm nehmen oder eine Mischung der genannten Sorten.

102

Pro Person 329 kcal
2,20 g KH
37,10 g Ew
18,90 g F

Rinderrouladen mit Schinken

Zutaten:

2 Scheiben Rindfleisch vom dicken Bug zu je 100–120 g
1/2 Zwiebel (30 g)
1 Knoblauchzehe
1/2 Stange Lauch/Porree (50 g)
1 Bund Suppengrün
2 dünne Scheiben Schinken ohne Fettrand zu je 25 g
je 1 TL frisch gerebelte Majoran- und Thymianblätter
Pfeffer aus der Mühle
Salz
1 EL Öl (15 g)
1/4 l heiße Gemüsebrühe (Cenovis)
1/4 l Majoransauce

Zubereitung:

1. Fleisch flachdrücken oder leicht klopfen.
2. Zwiebel und Knoblauchzehe schälen und beides feinhacken.
3. Lauch putzen, waschen und in dünne Scheibchen schneiden.
4. Suppengrün ebenfalls putzen, waschen und feinwürfeln.
5. Auf jedes Fleischstück eine Schinkenscheibe legen.
6. Zwiebel, Knoblauch, Lauch mit Majoran, Thymian, Pfeffer und Salz mischen, auf den Schinken streuen, die Schnitzel zu Rouladen aufrollen und mit Küchengarn binden oder mit Rouladenklammern feststecken.
7. Das Öl in einem Schmortopf erhitzen, Suppengrün kurz darin anbraten, Rouladen ebenfalls anbraten und mit der Hälfte der heißen Gemüsebrühe umgießen. Die Rouladen zugedeckt 50-60 Minuten schmoren lassen. Nach und nach die restliche Gemüsebrühe zufügen.
8. Zuletzt mit Majoransauce (S. 86) verfeinern.

Anrichteweise:
Etwas Sauce auf Teller geben, die Roulade schräg anschneiden und daraufsetzen.
Dazu passen Kartoffelpüree und Gemüse.

> *Tip:* Die Roulade kann bei geringerer Garzeit auch mit Rinderfilet, Kalbfleisch, Huhn, Putenbrust oder Lammfleisch gemacht werden.

(103)

Lammfilet an Minzensauce mit Ofenkartoffeln

Pro Person 439 kcal
40,50 g KH
31,00 g Ew
17,15 g F

Zutaten
Lammfilet:
1 Lammkarree ausgelöst ergibt das Lammfilet von ca. 250 g (Die Reste kann man gut für ein Eintopfgericht verwenden)
Vollsalz, frischgemahlene Galgantwurzel (wird wie Pfeffer verwendet, siehe Rezepte 84 + 123)

Zubereitung:
Wenn alle Zutaten fertig sind:
1. Sauber geputztes Lammfilet mit Salz und Galgant würzen.
2. Mit Öl bestreichen und entweder in der Pfanne, im Backofen, Warmluftofen oder am Griller ca. 5 Minuten zart rosa garen.

Dabei niemals zu viel Hitze verwenden, sonst gibt es eine harte, schwerverdauliche Kruste. Bei zuwenig Hitze fängt es allerdings zu dünsten an. Also mit Gefühl die richtige Hitze wählen und das Filet immer wieder drehen.

Zutaten
Minzensauce:
Entweder man macht die Minzensauce auf Kartoffelbasis, siehe S. 71, und gibt den beim Braten abgelaufenen Saft dazu, oder man macht zur Abwechslung eine Natursauce:
Dazu die Knochen und Flechsen kleinhacken bzw. schneiden und in wenig Öl oder auf dem Backblech im vorgeheizten Ofen bräunen, ca. 150 g würfelig geschnittenes Gemüse, wie Karotten, Sellerie, Petersilienwurzel, Selleriegrün (evtl. Lauch) zugeben, kurz mitbraten, mit ca. 1 l Wasser aufgießen, mit Salz, Knoblauch und Thymian würzen und 60 Minuten einkochen lassen. Dann abseihen, $^1/_8$ l Rotwein zugeben und weitere 10 Minuten einkochen lassen. Zuletzt 1 Bund frische Minzenblätter kleingeschnitten dazugeben. Die Sauce muß sämig sein, sonst noch weiter einkochen lassen oder mit Basensauce strecken.

Zutaten
Ofenkartoffeln:
4 mittlere Pellkartoffeln waschen, halbieren und auf ein mit Öl bepinseltes Backblech legen, bei 220° C im Ofen ca. 50 Minuten überbacken (es geht schneller, wenn die Kartoffeln vorher kernig weich gedämpft werden).
Dann mit etwas Butter bepinseln, salzen und mit wenig Kümmel und frischgehackter Petersilie würzen.

Anrichteweise:
Auf zwei vorgewärmten Tellern zuerst etwas Sauce anrichten, das rosa gehaltene Filet in dickere, schräge Scheiben schneiden und auf die Sauce legen, mit Minzenblättern garnieren. Ofenkartoffeln dazu anrichten, restliche Sauce extra dazureichen. Hier passen auch gut junge zarte Spinatblätter dazu.

> *Tip:* Rehfilet, Hasenfilet oder Hirschfilet kann in gleicher Weise zubereitet werden. Zur Sauce nimmt man dann Majoran- und Thymianblätter.

(104)

Hühnerbrüstchen an Bärlauchsauce mit Kartoffelkroketten

Pro Person 360 kcal
28,95 g KH
33,90 g Ew
13,70 g F

Zutaten Hühnerbrüstchen:

2 Hühnerbrüstchen ohne Haut (das frische Huhn wird halbiert, die Keulen von den Brüstchen getrennt und die Haut abgezogen)
1 TL Öl
etwas Vollsalz, etwas zerlassene Butter zum Anpinseln

Zubereitung:

Erst wenn die Sauce und die Kroketten fertig sind, werden die Brüstchen zubereitet.
Brüstchen mit wenig Salz würzen, mit Öl bestreichen und auf dem Griller oder in der Pfanne bei nicht zu starker Hitze, je nach Größe, ca. 3–5 Min. zart rosa garen. Die Brüstchen 2–3mal wenden. Rausnehmen, mit Butter bepinseln, evtl. schräg anschneiden und auf etwas Bärlauchsauce setzen.

Zutaten Bärlauchsauce:

100 g Kartoffeln
10 g Butter
5–10 g frische Bärlauchblätter (wilder Knoblauch)
300 g Gemüsebrühe oder Wasser
2 EL Rahm/Sauerrahm
Vollsalz, frisch geriebene Galgantwurzel

Zubereitung:

1. Kartoffeln klein schneiden, in Butter kurz anschwitzen, mit Gemüsebrühe auffüllen und garkochen.
2. Mit Rahm, Salz, Galgantwurzel und Bärlauch im Mixglas oder mit dem Mixstab pürieren.
3. Ein paar in feine Streifen geschnittene Bärlauchblätter zum Garnieren zurückbehalten. Die Sauce darf nicht zu dick sein, evtl. etwas verdünnen.

Zutaten

Kartoffelkroketten:

250 g Kartoffeln mit Schale (mehlig)

5 g geschmolzene Butter

evtl. 1 Eidotter, Vollsalz, frisch geriebene Muskatnuß

Zubereitung:

1. Kartoffeln im Dampftopf kernig weich dämpfen, schälen und nicht zu fein raspeln.
2. Mit zerlassener Butter (Eidotter), Salz und Muskatnuß verrühren und in einen Spritzsack ohne Tülle füllen.
3. Auf ein bemehltes Brett eine lange Wurst aufdressieren, 4 gleichgroße Kroketten schneiden, in wenig Vollwertmehl wälzen, auf ein bemehltes Backblech legen und im vorgeheizten Ofen bei 220° C etwa 10 Minuten bräunen. Mit Hilfe einer Spachtel vom Blech heben und sofort servieren!

Tip: Mit ca. 30 g feinsten Käse-Schinkenwürfelchen oder frischgehackten Kräutern kann man die Kroketten anreichern. Sie werden runzelig, wenn sie nicht sofort serviert werden! Bei der Zubereitung wird entscheidend Fett eingespart! Bei guter Verträglichkeit kann später bei jeder Sauce zusätzlich fein geschnittene Zwiebel oder Lauch verwendet werden.

(105)

Boeuf Stroganoff auf Vollwertnudeln – Rinderfilet auf russische Art

Pro Person 507 kcal
30,90 g KH
37,50 g Ew
28,70 g F

Zutaten:

200 g Rinderfilet
1 Zwiebel (150 g)
50 g Gewürzgurken
80 g Paprikaschote grün
50 g Champignons
50 g geschälte und entkernte Tomatenwürfel
1 EL Öl
etwas Salz und Pfeffer
1 TL frische Majoran- und Thymianblätter
20 g Butter
2 EL süße oder saure Sahne (100 g)
60 g Vollwertnudeln

Zubereitung:

1. Fleisch in Streifen schneiden.
2. Vollwertnudeln in Salzwasser weichkochen.
3. Zwiebeln schälen und in Ringe schneiden.
4. Gewürzgurken in streichholzdünne Streifen schneiden, Paprikaschote entkernen und in Streifen schneiden.
5. Champignons putzen und feinblättrig schneiden.
6. Öl in einer Pfanne erhitzen, das Fleisch rosa anbraten, würzen und warmstellen. Dann die Butter in die Pfanne geben und die Zwiebelringe, Champignons und Paprikastreifen unter Umwenden darin goldgelb braten.
7. Alles salzen und pfeffern, die Gurkenstreifen, Tomatenwürfel und Kräuter zufügen, alles mischen und bei schwacher Hitze zugedeckt noch weitere 10 Minuten dünsten. Die Sahne und das warmgestellte Fleisch vor dem Servieren unterheben.

Anrichteweise:
Mit den gekochten Vollwertnudeln einen Ring machen und das Boeuf Stroganoff in die Mitte geben. Mit Petersilie bestreuen.

Tip: Statt Rinderfilet können Sie auch Kalbsfilet nehmen. Zart rosa gebratenes Lammfilet mit gedämpften Wurzelstreifen statt Gewürzgurken ergibt eine weitere Variante.

Nachtische – Desserts

Nachtische sollen nur bei Bedarf, nur gelegentlich, aber keineswegs täglich gegessen werden. Die Grundlage der angeführten Cremes sind basische Milchprodukte. Die Rezepte sind so dosiert, daß man gerade ein kleines Dessertglas Creme pro Person erhält. Anstelle von Honig kann auch „Vollzucker" (mit Mineralstoffen) verwendet werden. Wegen der leichten Vergärungstendenz aller Desserts sollen diese nicht am Abend konsumiert werden.

Alle Rezepte sind für 4 Personen berechnet

(106)

Weincreme Roswitha

Pro Person 151 kcal
7,55 g KH
1,55 g Ew
11,25 g F

Zutaten:

1 Eigelb
30 g Honig
$^1/_2$ TL Agar-Agar, gemahlen oder 1 Blatt Gelatine
$^1/_{16}$ l Weißwein
$^1/_8$ l Schlagrahm
1 Prise Salz

Zubereitung:

1. Eigelb, Honig, Wein und Agar-Agar* oder das in kaltem Wasser 3 Minuten eingeweichte und ausgedrückte Gelatineblatt über Wasserbad (Dampf) erst warm (wie ein Biskuit) und dann kalt schlagen.
2. Geschlagenen Rahm vorsichtig untermengen und Creme in Gläser füllen. Zum Garnieren wenig geröstete Hafernüssli (Reformhaus) verwenden.

Tip: Kleinere hohe Sektgläser oder Kelche zum Anrichten verwenden!

* Agar-Agar ist das pflanzliche Geliermittel aus dem Meer, das reichlich Spurenelemente enthält. Es ist 6–7mal quellfähiger als tierische Gelatine. 1 gestrichener TL Agar-Agar = 2 Blatt Gelatine.

(107)

Pro Person 182 kcal 19,90 g KH 1,75 g Ew 10,45 g F

Kastanienreis Nicole

Zutaten:

120 g Edelkastanien (Maroni) passiert (evtl. tiefgefroren)
25 g Honig (nur echter Bienenhonig)
$^{1}/_{2}$ TL Zitronensaft
$^{1}/_{8}$ l Schlagrahm

Zubereitung:

1. Kastanien kochen, schälen und passieren.
2. Mit Honig und evtl. etwas Rum zu einem Püree verarbeiten.
3. Durch eine Presse gedrückt auf etwas geschlagenem Rahm anrichten (oder Püree und Schlagrahm vermischen und mit Spritzsack anrichten).
4. Mit Sauerkirsche garnieren.

(108)

Pro Person 191 kcal 7,75 g KH 13,0 g Ew 11,40 g F

Zitronencreme Karin

Zutaten:

1 Ei
30 g Honig
etwas Zitronenschale (chemisch unbehandelt)
Saft von 1 Zitrone (klein)
3 EL Weißwein
1/2 TL Agar-Agar gemahlen oder 1 Blatt Gelatine
1/8 l Schlagrahm
Meersalz

Zubereitung:

1. Eigelb mit Honig, wenig Zitronenschale, den Saft einer Zitrone und das in Weißwein erwärmte Agar-Agar oder aufgelöste Gelatine über Dampf cremig schlagen, dann kaltschlagen.
2. Eiweiß zu Schnee schlagen und mit dem geschlagenen Rahm unter die Creme heben.
3. In Sektgläser abfüllen und mit Zitronenfilet garnieren.

(Nicht direkt aus dem Kühlschrank essen, gut einspeicheln!)

109

Grapefruitcreme Axel

Pro Person 142 kcal
6,80 g KH
2,55 g Ew
11,25 g F

Zutaten:

- 1 Eidotter
- 1 Eiweiß
- 25 g Honig
- Saft von 1/2 Grapefruit (100 g)
- 2 EL Weißwein
- 1 TL Agar-Agar oder
- 2 Blatt Gelatine
- 1/8 l Schlagrahm
- 1 Prise Salz

Zubereitung:

1. Eigelb mit Honig, Grapefruitsaft, Weißwein und Agar-Agar über Wasserbad cremig schlagen.
   (Bei Verwendung von Gelatineblättern diese 4 Minuten in kaltes Wasser einweichen, ausdrücken und im erwärmten Weißwein unter Rühren aufgelöst zugeben.)
2. Crememasse kühlstellen bzw. über Eiswürfeln kaltrühren.
3. Eiweiß zu Schnee schlagen und mit dem geschlagenen Rahm vorsichtig unter die noch nicht ganz abgestockte Crememasse mischen. In Sektgläser füllen und kurze Zeit kühlstellen.
4. Mit Grapefruitspalten garnieren.

(110)

Pro Person	190 kcal
	6,55 g KH
	3,65 g Ew
	12,50 g F

Vanillecreme Erika

Zutaten:

- 1/8 l Frischmilch
- 20 g Honig
- 1 TL Agar-Agar gemahlen oder 1 1/2 Blatt Gelatine
- 1 Ei
- 1/8 l Schlagrahm
- Echtes Vanillepulver gemahlen (Reformhaus)

Zubereitung:

1. Milch, Honig, Agar-Agar oder die in kaltem Wasser eingeweichten und ausgedrückten Gelatineblätter, Eigelb und Vanillepulver über Wasserbad auf ca. 70° C erwärmen (nicht kochen!) – unter ständigem Rühren wegstellen und kaltrühren.
2. Eiweiß mit einer Prise Salz zu Schnee schlagen und mit dem geschlagenen Rahm vor dem Abstocken der Creme in diese einrühren (mittels Schneebesen).
3. Abfüllen in Gläser oder in ausgeölte Formen geben, durchkühlen lassen und stürzen. Nach dem Stürzen mit beliebiger Sauce und etwas Schlagrahm garniert anrichten.

Diese Creme kann man in verschiedenen Variationen herstellen, indem man die Grundcreme vor der Schnee- und Rahmbeigabe entweder mit 1 EL Fruchtmark oder Sanddorn, Mandelmus, Heidelbeeren usw. versetzt.

Jede hausgemachte Marmelade kann mit etwas Wasser verdünnt zur passenden Fruchtsauce umgestaltet werden. Oder man püriert frische Mangos oder Erdbeeren.

(111)

Pro Person 72 kcal 4,45 g KH 1,40 g Ew 5,40 g F

Joghurt-Pudding Tilly

Zutaten:

50 g Mark von frischen Früchten (pürierte Aprikosen, Mango oder gute Marmelade)
90 g Joghurt
10 g Bienenhonig
Saft einer geviertelten Limette (Zitrone)
Saft einer geviertelten Orange
1 1/2 Blatt Gelatine
1/16 l Schlagrahm
2 Förmchen von 10–20 cl Inhalt
Schlagrahm und Zitronenmelisse zum Garnieren

Zubereitung:

1. Geschälte und entkernte Früchte im Mixer pürieren. Dieses Mark mit Joghurt und Honig verrühren.
2. Den Fruchtsaft erhitzen, darin die vorher eingeweichte Gelatine auflösen und die noch warme Flüssigkeit unter die Joghurtmasse rühren. Schlagrahm unterziehen. In mit Öl ausgepinselte Puddingformen füllen und im Kühlschrank 1–2 Stunden festwerden lassen.
3. Aus den Formen stürzen und mit etwas Schlagrahm, Fruchtmark und Zitronenmelisse garnieren.

(112)

Pro Person 111 kcal
20,10 g KH
3,85 g Ew
1,70 g F

Biogardebecher Margret

Zutaten:

2 Becher Biogarde (Sanoghurt oder Bioghurt)
2 TL Honig (leicht erwärmt im Wasserbad)
1 Banane gut ausgereift (100 g)
½ Apfel geschält (ca. 60 g)
etwas Zitronensaft

Zubereitung:

1. Biogarde (Sanoghurt oder Bioghurt) in Glasschüssel geben.
2. Banane und Apfel mittels feiner Glasraspel reiben und zugeben.
3. Mit Honig und Zitronensaft abschmecken.

Sofort servieren – bei längerem Stehen tritt Farbänderung ein.

(113)

Tiramisu ohne Ei

Pro Person 141 kcal
13,75 g KH
3,45 g Ew
9,20 g F

Zutaten:

- 10 g Bienenhonig
- 50 g Mascarpone (italienischer Frischkäse)
- 30 g Sauerrahm
- 30 g Schlagrahm
- etwas Vanille natur
- 1 TL Rum-Zitronensaft
- Kaffee, Kakao (zum Bestreuen)
- Löffelbiskuit

Zubereitung:

1. Sauerrahm, Honig und Mascarpone gut verrühren. Mit Vanille-Rum-Zitronensaft abschmecken und zuletzt steifgeschlagenen Schlagrahm unterheben.
2. Die Creme zur Hälfte in Sektgläser füllen, mit je zwei in Kaffee getränkten Biskuits belegen und mit restlicher Creme auffüllen. Kurz in den Kühlschrank stellen und vor dem Servieren mit Kakao bestreuen.

(114)

Pro Person 216 kcal 14,75 g KH 4,25 g Ew 16,85 g F

Schokolade-Dessertcreme

Zutaten:

- 1/8 l Milch
- 20 g Honig
- 1 TL Agar-Agar gemahlen oder
- 1 1/2 Blatt Gelatine
- 1 Eigelb
- 1 Eiweiß
- 1/8 l Schlagrahm
- etwas Vanillegeschmack
- 30 g Diätschokolade
- 1 Prise Salz

Zubereitung:

1. Milch, Honig, Agar-Agar (oder die eingeweichte und ausgedrückte Gelatine), Eigelb, Vanille und Schokolade zu einer Creme abziehen, d. h. unter Rühren auf ca. 70° C erhitzen, dann kaltrühren.
2. Das Eiweiß zu Schnee schlagen und mit dem geschlagenen Rahm vor dem Abstocken der Creme in diese rühren.
3. In Gläser füllen und mit Schlagrahm und Schokoladespänen garnieren.

(115)

Pro Person 93 kcal 3,30 g KH 4,30 g Ew 6,55 g F

Quarkpudding Waltraud

Zutaten:

50 g Joghurt
40 g streichfähigen Magerquark
25 g Sauerrahm
1½ Blatt Gelatine
80 g Schlagrahm
etwas Zitronensaft und Schale
etwas Salz
¼ Vanilleschote
10 g Honig

Zubereitung:

1. Joghurt, Sauerrahm, Quark, Vanille, Zitronensaft und Schale miteinander vermischen.
2. Die in kaltem Wasser eingeweichten und ausgedrückten Gelatineblätter zugeben.
3. Halbsteif geschlagenen Schlagrahm zuletzt unterheben.
4. In mit Öl ausgestrichene Förmchen füllen und 1 Stunde durchkühlen lassen. Dann stürzen und mit je 2 EL Fruchtmark und geschnittenen Früchten oder Beeren garnieren.*

* Herstellen von hausgemachten Marmeladen und Fruchtmark. *Mayr, P.*: Die leicht bekömmliche biologische Küche. Karl F. Haug Verlag, Heidelberg.

(116)

Pro Person 205 kcal 11,25 g KH 15,55 g Ew 13,90 g F

Fruchtcreme Angela

Zutaten:

- 1/8 l Milch
- 20 g Honig
- 1/2 TL Agar-Agar oder
- 1 Blatt Gelatine
- 1 Eigelb
- 1 Eiweiß
- 1/8 l Schlagrahm
- etwas Vanillegeschmack
- 60 g Erdbeeren
- 60 g Bananen
- 1 Prise Salz

Zubereitung:

1. Milch, Honig, Agar-Agar (oder die eingeweichten und ausgedrückten Gelatineblätter), Eigelb und Vanille zu einer Creme abziehen, d. h. auf ca. 70° C erhitzen und kaltrühren.
2. Das Eiweiß mit Salz zu Schnee schlagen und mit dem geschlagenen Rahm vor dem Abstocken der Creme in diese einrühren.
3. In Gläser füllen, absteifen lassen und mit den gemixten Früchten auffüllen.
   Oder Erdbeeren und Bananen in feine Scheiben oder Würfel schneiden und mit Biskuitwürfeln unter die fertige Grundcreme heben.

(117)

Nußcreme Thomas

Pro Person 200 kcal
7,70 g KH
4,45 g Ew
16,90 g F

Zutaten:

- 1/8 l Milch
- 20 g Honig
- 1 TL Agar-Agar oder
- 1 1/2 Blatt Gelatine
- 1 Eigelb
- 1 Eiweiß
- 30 g Nüsse
- 1/8 l Schlagrahm
- etwas Vanillegeschmack
- 1 Prise Salz

Zubereitung:

1. Milch, Honig, Agar-Agar (oder die eingeweichten und ausgedrückten Gelatineblätter), Eigelb und Vanille zu einer Creme abziehen, d. h. auf ca. 70° C erhitzen und dann kaltrühren.
2. Nüsse fein mahlen und zugeben, auskühlen lassen.
3. Das Eiweiß mit Salz zu Schnee schlagen und mit dem geschlagenen Rahm vor dem Abstocken der Creme in diese einrühren.
4. In Gläser füllen und mit einem Tupfen Schlagrahm und Nüssen garnieren.

(118)

Pro Person 86 kcal 9,0 g KH 0,55 g Ew 5,35 g F

Apfelcreme

Zutaten:

250 g Äpfel
1/16 l Schlagrahm
ein paar Tropfen
Zitronensaft

Zubereitung:

1. Äpfel schälen – entkernen und kleinwürfelig schneiden.
2. In einer Kasserolle mit Zitronensaft kurz dämpfen – dann mit Mixer pürieren und erkalten lassen.
3. Zuletzt Schlagrahm mit einem Schneebesen unterheben und in Gläser füllen.

(119)

Pro Person 53 kcal
11,25 g KH
0,80 g Ew
3,25 g F

Himbeercreme

Zutaten:

120 g frische Himbeeren
passiert
(oder Erdbeeren)
40 g Schlagrahm
$1\frac{1}{2}$ Bl. Gelatine
40 g Honig

Zubereitung:

1. Himbeeren durch ein feines Sieb passieren.
2. Blattgelatine 3–4 Minuten in kaltes Wasser einweichen, ausdrücken, über Wasserbad auflösen und zu den passierten, nicht zu kalten Himbeeren geben.
3. Mit Honig abschmecken, Masse kühlstellen und vor dem Absteifen der Creme geschlagenen Rahm unterheben.
4. Abfüllen und mit einer Schlagrahmrosette und Himbeeren garnieren.

(120)

Pro Person 134 kcal 5,55 g KH 6,05 g F

Mohnsoufflé mit Weinschaum

Zutaten:

1 Eidotter
1 Eiweiß
40 g Rahm
1 TL Bienenhonig
15 g Weizenvollwertmehl
30 g gemahlener Mohn
etwas Salz
2 Porzellanförmchen
(∅ 7 cm, Höhe 4 cm)

Zubereitung:

1. Das Eiweiß mit etwas Salz steif schlagen. Eidotter mit Rahm und Honig schaumig rühren. Die beiden Massen zusammengeben und zuletzt das Mehl und den Mohn mittels Schneebesen untermengen.
2. Die Masse in mit Butter ausgepinselte Förmchen geben und im Wasserbad 12 Minuten garen (siehe S. 186). Danach rundum mit einem Messer lockern, aus den Formen stürzen und sofort mit etwas Weinschaum servieren.

Zutaten für den Weinschaum:

1 Eigelb
1/16 l Weißwein
1/2 EL Roh-Rohrzucker

Zubereitung:

Eigelb mit Weißwein und Rohrzucker über Wasserdampf schaumig rühren.

Tip: Nimmt man statt Mohn gemahlene Nüsse oder Kuchenbrösel, so ergeben sich damit weitere Varianten.

Abendessen der Milden Ableitungsdiät III (MAD III)

Das Abendessen der *MAD III* zeigt keine wesentlichen Veränderungen. Empfohlen sind bei Bedarf Quark-Aufstriche, tunlichst unter Verwendung basenspendender Lebensmittel wie Milch, Rahm, Kräuter.

(Alle Rezepte für 2 Personen)

(121)

Creme Wörthersee I

Pro Person 326 kcal
7,20 g KH
17,95 g Ew
21,45 g F

Zutaten:

35 g Butter
250 g Magerquark
1/2 TL Schnittlauch
1/2 TL frisches Basilikum
1/4 TL Paprika edelsüß
1/2 TL Kümmel gemahlen
(3 frische Salbeiblätter)

6 EL süßen Rahm
10 g Zwiebel (Saft)
20 g Gewürzgurken
1 Prise Meersalz
} mixen

Zubereitung der Cremes:

1. Butter schaumig rühren.
2. Quark, Schnittlauch, Basilikum, Kümmel, Salbeiblätter fein gewiegt zugeben.
3. Paprikapulver unter die Masse rühren.
4. Rahm, Zwiebel und Gewürzgurke im Mixglas zu einer cremigen Masse laufen lassen und zuletzt unter die Topfenmasse ziehen.

(122)

Pro Person 326 kcal
7,20 g KH
17,95 g Ew
21,45 g F

Creme Wörthersee II

Zutaten:

35 g Butter
250 g Magerquark
1/2 TL Kerbelkraut
1/2 TL Kümmel gemahlen
(4 frische Minzenblätter)

6 EL süßen Rahm
15 g Paprikaschoten
15 g Karotten
1 Prise Meersalz
} mixen

(123)

Pro Person 326 kcal
7,20 g KH
17,95 g Ew
21,45 g F

Creme Wörthersee III

Zutaten:

35 g Butter
250 g Magerquark
1/2 TL Kümmel gemahlen
1/2 TL Kerbel- oder
Bohnenkraut

6 EL süßen Rahm
20 g Zucchinigemüse
20 g Fenchelgemüse
1 Prise Meersalz
} mixen

124

Creme Wörthersee IV

Pro Person 326 kcal
7,20 g KH
17,95 g Ew
21,45 g F

Zutaten:

35 g Butter
250 g Magerquark
1/2 TL Kümmel gemahlen
(1/2 TL frisches Fenchelkraut)

6 EL süßen Rahm
30 g Tomaten (geschält und entkernt)
10 g grüne Paprikaschote
1 Prise Meersalz
} mixen

125

Creme Wörthersee V

Pro Person 326 kcal
7,20 g KH
17,85 g Ew
21,45 g F

Zutaten:

35 g Butter
250 g Magerquark
1/2 TL Kümmel gemahlen
1/2 TL Dillkraut
(1/2 TL Thymian frisch)

6 EL süßen Rahm
2 TL kaltgepr. Sonnenblumenöl
20 g Bierrettich geschält
10 g grüne Radieschen
1 Prise Meersalz
} mixen

Günstige Zusammenstellung der Gerichte der MAD III

Pro Portion im Durchschnitt 800 kcal oder 3360 kJ

(10) + (86)

Basensuppe Frieda (S. 49) mit Dinkelfrikadellen an Kräutersauce mit Gemüse (S. 172).

(9) + (87)

Basensuppe Emma (S. 48) Polentaring mit Fenchel Milanaise (S. 174).

(11) + (88)

Basensuppe Sellerie (S. 50) Buchweizenring mit Zucchini-Champignonragout (S. 176).

(12) + (103)

Basensuppe Gudrun (S. 51), Lammfilet an Minzensauce mit Ofenkartoffeln (S. 205).

(13) + (89)

Basensuppe Fenchel (S. 52) Dinkel-Ravioli mit Gemüsefülle (S. 178).

(14) + (90)

Basensuppe Agnes (S. 53) Hirse-Risotto mit Schinken und Käse (S. 180).

(16) + (91)

Basensuppe Spargel (S. 55) Kartoffelpizza pikant (S. 182).

(18) + (97)

Basensuppe Christine (S. 57) Hechtschnitte an Sauerampfersauce mit Kerbelkartoffeln (S. 193).

(17) + (92)

Basensuppe Seraphine (S. 56) Auberginenscheiben gegrillt mit Buchweizenfrikadellen (S. 184).

(15) + (93)

Basensuppe Milli (S. 54) Mexikanischer Maisauflauf (S. 186).

(19) + (94)

Basensuppe Ulrike (S. 58) Römisches Gurkenfrikassee mit Kräuterlaibchen (S. 188).

(9) + (104)

Basensuppe Emma (S. 48) Hühnerbrüstchen an Bärlauchsauce mit Kartoffelkroketten (S. 207).

(83) + (95)

Basensuppe Astrid (S. 169) Dinkel-Nudelauflauf mit Kräutern (S. 190).

(84) + (60)

Basensuppe Ilse (S. 170) Kartoffel-Reibekuchen mit Zucchini-Karottengemüse (S. 128).

(85) + (96)

Basensuppe Lisbeth (S. 171) Grünkern-Käsenockerln (S. 192).

Tafel V

Zubereitung von Gemüse

1. Das möglichst biologisch gezogene und frische Gemüse mit reichlich Wasser rasch und vorsichtig waschen. Rasch, um Auslaugungen der wasserlöslichen Vitalstoffe zu verhindern; vorsichtig, da geknicktes Blattgemüse viel Saft verliert.

2. Danach, falls erforderlich, abschaben oder schälen, dann zerkleinern. Nicht an der Luft liegen lassen, viele Vitamine sind sauerstoffempfindlich, sondern sogleich entweder:

a) frisch servieren; oder
b) mit Dressing (Tunke) anmachen; oder
c) zugedeckt dünsten oder dämpfen für Beilage; oder
d) in Gemüsebrühe (besser als bloßes Wasser) kochen für Basensuppe.

3. Das wertschonendste Verfahren zur Erhitzung ist Dünsten oder Dämpfen, das heißt zugedecktes Garmachen im eigenen Saft oder mit wenig Flüssigkeit. Bei Beendigung des Kochprozesses sollte gerade die Flüssigkeit verdampft sein.* Dünsten oder Dämpfen ist dem Kochen vorzuziehen.**

4. Kochen (Sieden) in möglichst wenig Wasser, das vorher mit Meersalz (Vollsalz) gewürzt und zu leichtem Kochen gebracht wird, ehe man Gemüse einlegt.*** Kochwasser zum Aufgießen weiterverwenden.

5. Koch- oder Garzeit möglichst kurz halten, besonders die Ankochzeit. Daher mit leicht kochendem Wasser beginnen, siehe Punkt 4. Nicht zu weich aber auch nicht zu bißfest kochen (al dente!).

---

* Zum Dämpfen eignet sich jeder Dampftopf mit Einhängekorb.

** Dünsten oder Dämpfen mit Öl wird wegen der stets unvorteilhaften Erhitzung von Öl grundsätzlich *nicht* empfohlen.

*** Durch Kochen in Wasser gehen bis zu 60 % des Vitamin C und erhebliche Anteile vieler anderer Vitalstoffe in das Kochwasser über. Daher Kochwasser von biol. Gemüse als Aufguß weiterverwenden, z. B. für Basensuppen, *nie wegschütten.*

6. Kurz und hoch erhitzen ist weniger schädlich als lange und niedrig (geringste Zerstörung der Vitalstoffe).

7. Kochtopf geschlossen halten, wenig umrühren. Unnötige Sauerstoffeinwirkung vermeiden. Nur zugedeckt garen. Ausnahme Spinat, der wegen Farbveränderung nicht ganz zugedeckt werden soll.

8. Gemüse nie längere Zeit warmhalten! Warmhalten laugt aus und ist wertloser als aufwärmen!

9. Portionsweise kann das gedämpfte Gemüse mit einer gemixten Gemüsesauce oder Kräutersauce gebunden werden, ohne daß Fett benötigt wird.

Für die *MAD* besonders geeignete Gemüse:

Sellerie, Petersilienwurzeln, Karotten, Schwarzwurzeln, Fenchel, Kochsalat (Lattich), Spinat, Mangold, Chicorée (Brüsseler Spitzen), Auberginen, Zucchini, Stangensellerie.

Achtung!
Wegen der zunehmenden Umweltbelastung und der Verwendung von Spritzgiften ist es leider bereits notwendig geworden, Wurzelgemüse und Obst vor Verwendung gründlich zu schälen! Das Kochwasser von „gespritztem“ Gemüse muß weggeschüttet werden!

Zubereitung der Kartoffeln

Am besten ist Dämpfen oder Kochen von biologisch gezogenen Kartoffeln in der Schale. Bei vorherigem Schälen gehen 30–40 % der Vitalstoffe verloren *(Kollath).* Pellkartoffeln oder den samt Schale im Backrohr auf Salzunterlage gebratenen Kartoffeln (Folienkartoffeln) ist – falls verträglicher – Vorzug zu geben. Ansonsten sind die leichter bekömmlichen ohne Schale gedämpften Kartoffeln vorzuziehen. Ungünstig sind alle mit Mehl angemachten Kartoffelgerichte, auch in Fett zubereitete Kartoffelteige und Kartoffelpuffer. Über Winter eingelagerte Kartoffeln, die im Frühjahr auszutreiben beginnen, sind zu meiden.*

Kartoffelschalenhaut

Speckige (stärkearme) Kartoffeln sind für Kartoffelsalat und Beilage besonders geeignet. Sie zeigen glatte Schalenhaut.

Mehlige (stärkereiche) Kartoffeln sind für Beilage, Pellkartoffeln, Dampfkartoffeln, Püree geeignet. Sie zeigen rauhe Schalenhaut.

Bei jeder weiteren Verwendungsform von Kartoffeln wie z. B. für Ofenkartoffeln, Stürzkartoffeln, Kroketten, Kartoffelaufläufe empfehlen wir das Dämpfen im Dampftopf mit Einhängekorb. Die Kartoffelschale ist der Schutzmantel zur Erhaltung der Nährstoffe!

---

* Nach der *MAD* können junge Frühkartoffeln als Pellkartoffeln, falls verträglich, mit Schale gegessen werden.

Tafel VI

Qualitätsmerkmale von Kalb- und Rindfleisch, Geflügel, Fisch

1. Kalbfleisch
6–8 Wochen alte Kälber, welche einer Milchmast unterzogen wurden, sind am günstigsten. Fleisch von noch jüngeren Kälbern fällt stark zusammen! Das Fleisch soll saftig, weiß bis rosafarbig sein. Man unterscheidet:

I. Qualität: *Milchmast:* weißlich, hellrotes Fleisch, vollfleischig, zart.

II. Qualität: *Gemischte Mast:* teilweise Gras- und Heufutter; rotes bis hellrotes Fleisch, weniger Fett. Im Geschmack rauh und nicht zart.

Grundsätzlich nur Qualität I verwenden! 1–2 Tage im Kühlschrank abliegen lassen, bevor es verwendet wird.

2. Rindfleisch
Fleisch soll eine lebhafte Farbe aufweisen, mit feinen Fettäderchen leicht durchzogen und mit Daumen und Zeigefinger leicht eindrückbar sein. Fleisch von alten Tieren (Arbeitstieren) ist dunkelrot bis braun. Beim Zubereiten wird es trocken und fällt zusammen. Vor der Zubereitung 2–3 Tage im Kühlschrank abliegen lassen! Rindfleisch wird erst bei *Milder Ableitungsdiät III* verwendet.

3. Geflügel
Wenn möglich frisch gestochenes Freiland-Geflügel kaufen. Junge Tiere weisen weichen knorpeligen Brustkorb auf, feinporige Haut, geschmeidige Fußhaut, spitze Krallen. In der *Milden Ableitungsdiät* sind erlaubt: Junges Huhn (2–4 Monate) ohne Haut, Truthahn, Taube, Perlhuhn.

4. Fische
Fischfleisch besitzt einen hohen Gehalt an Eiweiß und Mineralsalzen, in frischem Zustand auch an Vitaminen. Mit wenigen Ausnahmen (Aal, Hering, Salm, Schleie, Karpfen) zählt der Fisch zu den leichtverdaulichen Nahrungsmitteln, sofern die Zubereitung stimmt.

Frische Fische zeigen klare Augen, rote Kiemen, festes Fleisch und festsitzende Schuppen. Der Fisch muß frisch riechen!

Für die *Milde Ableitungsdiät* besonders geeignet: Forellen, Seezunge, Saibling und Scholle.

1. Auswahl

Die Wahl von einwandfreier Qualität bei Fleisch und Fisch ist genauso wichtig wie die richtige *Zubereitung*. Gerade durch unsachgemäße Zubereitung kann vieles an Nähr- und Geschmackstoffen verlorengehen. „Was vertragen wird, ist auch erlaubt!" heißt es. Doch oft wird bei Einschränkungen einzelner Lebensmittel etwas als „schwer verdaulich" bezeichnet (individuell), ohne auf entsprechende Zubereitung (Gartechniken) zu achten. So wird die Liste des „Erlaubten" immer kürzer und die des „Verbotenen" immer länger!

2. Fleisch

Allein die oft unvertretbare „Art der Tierzüchtung" sollte Anlaß dazu sein, den Fleischkonsum drastisch zu reduzieren. Wenn dennoch oft Fleisch verzehrt wird, so sollte beachtet werden:

a) Falls möglich, Fleisch von biologisch gezogenen Tieren (außer Schweinefleisch) verwenden.
b) Das frische Fleisch immer 1–2 Tage vor Gebrauch einkaufen und zum „Reifen" in den Kühlschrank legen (nicht in Öl einlegen). Mit Folie (nicht verpackt) zugedeckt wird das Fleisch weich und mürb (Spaltung von Milcheiweiß durch Milchsäure).
c) Erst kurz vor Gebrauch das Fleisch portionieren, wegen Saftverlust. Vakuumverpacktes Fleisch 1 Tag vor Gebrauch öffnen.
d) Bei Einfrieren von Schlachtfleisch dieses vorher „reifen" lassen und dann erst dem Haushalt angepaßt portionsweise in Folie verpackt oder verschweißt schockfrieren, sonst bleibt das Fleisch „zäh".
e) Fleisch niemals im Ofen oder Mikrowellenherd auftauen, sondern über Nacht in den Kühlschrank legen, damit es langsam auftaut.
f) Um den „Säuregehalt" des Fleisches zu „neutralisieren", keine reduzierten Fleischsaucen, sondern basische Gemüse und Kräutersaucen dazu reichen (Siehe S. 80, 81, 86, 100).
g) Die Portionen von Fleisch oder Fisch, sollten wesentlich kleiner (100 g), dafür aber die basischen Beilagen wie Kartoffeln und zartes Gemüse größer werden.

h) Wildfleisch sollte nicht unbedingt „gebeizt“ werden, weil auch das einem „Auslaugen“ gleichkommt. Allerdings sollte man bei Wild die Zeit des „Reifens“ auf 4–5 Tage, je nach Größe der Fleischteile anheben. Vor dem Verkauf wird ja das Wild in der „Decke“ hängend schon abgelegen!
i) Frisch gebratene Steaks oder Schnitzel (Naturschnitzel) müssen warmgehalten werden, wenn in derselben Pfanne die Sauce gemacht wird, sonst wird jedes noch so gut „gereifte“ Fleisch unweigerlich zäh!
j) Zur Auswahl stehen: Putenfleisch, Kalbfleisch, Lamm, Rindfleisch, Wild.

Tafel VII

Kräutertee

> Alle Wiesen und Matten,
> Berge und Hügel, die sind
> Herrgotts Apotheke.
> *Paracelsus*

Während der *Milden Ableitungskur* soll oft und reichlich getrunken werden: Gutes Quellwasser, stilles (kohlesäurearmes) Mineralwasser und Kräutertee. Es empfiehlt sich, Kräutertees aus Reformhäusern oder speziellen Kräuterapotheken zu beziehen, in denen wegen starken Umsatzes möglichst frischer Tee im Verkauf ist.

Herstellung: Eine Prise (die von drei Fingern erfaßte Menge) wird mit siedendem Wasser überbrüht, 1–2 Min. ziehen gelassen und abgeseiht. Abends ist – falls erwünscht und verträglich – die Zugabe von einem Teelöffel Honig erlaubt. Vorher soll der Tee auf Trinktemperatur abgekühlt sein, da über 50° C die Fermente des Honigs zerstört werden. Als Teesorten kommen unter anderem in Betracht:

Zitronenmelisse:* Nerven beruhigend, entkrampfend, entblähend, Schlaf fördernd.

Weißdorn: Herz-Kreislauf anregend, stärkend.

*Gänsefingerkraut** (Anserine): entblähend, gut entkrampfend auf Magen-Darm-Trakt, Nieren und Frauenorgane.

Fenchel:* entblähend, reinigend, desinfizierend auf Magen-Darm-Trakt.

Schafgarbe: Gefäße tonisierend, besonders auf Venen des Pfortadersystems, des kleinen Beckens, Hämorrhoiden und Beinvenen.

Goldrute: anregend und desinfizierend auf Nieren- und Harnwege.

*Roßmalve** (Käsepappel): entzündungshemmende Schleimdroge, entkrampfend und kräftigend für Schleimhäute des Magen-Darm-Traktes (besonders bei Gastritis!).

---

* Diese Teesorten werden auch vielfach wegen ihres guten Geschmackes gelobt.

Lindenblüte:* anregend für Haut-, Bronchial- und Nierentätigkeit.

Bitterklee: anregend und tonisierend, (Bitterdroge).

Zinnkraut: Haar, Haut, Schleimhaut, Gewebe kräftigend, Nieren anregend.

Rosmarin: Kreislauf anregend, Wärmehaushalt anfachend, Magen tonisierend (besonders bei Senkmagen!).

Johanniskraut:* Nerven beruhigend, antidepressiv, reizlindernd.

Achtung! Keine säuernden Teesorten wie Hibiskus und Hagebutte verwenden! Kamille besser nur bei akuten Magen-Darm-Störungen verwenden.

Magenanregungstee:
zu gleichen Teilen
Benediktuskraut
Bitterklee
Pfefferminze

Windjammertee:
zu gleichen Teilen
Fenchel
Anis
Kümmel
Pfefferminze

Eine große Zahl weiterer unschädlicher und dennoch hervorragend wirkender milder Heilkräuter kommt ebenso in Betracht, sowohl während der Kur als auch danach im Alltag. Heilpflanzen beinhalten wertvolle Nährbestandteile, Vitamine, Spurenelemente, Mineralsalze, Fermente, Duft- und Aromastoffe sowie Pflanzenhormone. Sie stellen daher eine heute immer wichtiger werdende *Ergänzung der täglichen Nahrung* dar! Als Kräutertee bieten sie außerdem die Möglichkeit, Heilvorgänge zu unterstützen und dem Körper besonders bekömmliche Flüssigkeiten zuzuführen.**

---

* Diese Teesorten sind auch vielfach wegen ihres guten Geschmackes beliebt.
** Siehe *Rauch/Kruletz:* Heilkräuter-Kuren. Karl F. Haug Verlag, Heidelberg.

Tafel VIII

Das Fett

Beim Nahrungsfett unterscheidet man:

1. Lebensfreundliche Fett (Öle), die weitgehend naturbelassen und reich an hoch ungesättigten Fettsäuren sind; und

2. Lebensunfreundliche Fette (Öle), denen wertvolle Anteile durch industrielle Bearbeitung, Konservierung, Härtung, hohe Erhitzung, Sterilisation, chemische Stabilisation usw. zerstört worden sind. *Zu diesen nicht empfohlenen Industriefetten* gehören die handelsüblichen Margarinen, die handelsüblichen gebleichten Salatöle, handelsübliche Mayonnaisen, Fette in Back- und Wurstwaren, in Fisch- und anderen Konserven, alle minderwertigen Öle, wie Fette in vielen Gaststättenbetrieben, und besonders alle mehrfach erhitzten Fette! Tierische Fette, vor allem Schweine- und Gänsefett sowie Depotfett anderer Tiergattungen, auch Nierenfett, sind sehr cholesterinreich und nicht lebensfreundlich.

Empfohlen sind hingegen: Naturbelassene, kaltgepreßte (kalt geschlagene) Pflanzenöle, die aus unerhitzter, nicht gerösteter Saat gewonnen worden sind. Sie beinhalten die lebenswichtigen hoch ungesättigten Fettsäuren*. Letztere spielen besonders bei der Atmung der Körperzellen, das heißt bei der Aufnahme von Sauerstoff aus dem Blut in den Zellen, eine wesentliche Rolle. Die Fett-Expertin Dr. *J. Budwig* empfiehlt vor allem das *Leinöl,* das allein die besonders sauerstofffreundliche hoch ungesättigte Linolensäure enthält.** Aber auch *Distelöl, Sonnenblumenöl, Maiskeimöl, Mohnöl, Walnußöl, Sojaöl, Sesamöl* usw. sind als hochwertige Öle sehr zu empfehlen, falls sie – was auf jeder Packung vermerkt sein muß – naturbelassen, somit kaltgepreßt und reich an hoch ungesättigten Fettsäuren sind.

---

* Nach Professor Dr. *Holtmeier* ist der Tagesbedarf an hoch ungesättigten Fettsäuren mit 10 Gramm kaltgepreßtem Distelöl (das 77 % an Linolsäure enthält) zu decken (Medical Tribune, Österr. Ausgabe 2/1978).

** *Budwig, J.*: Öl-Eiweißkost. Hyperion Verlag, Freiburg/Br.
Budwig, J.: Krebs – ein Fettproblem. Hyperion Verlag, Freiburg/Br.
Budwig, J.: Das Fettsyndrom. Hyperion Verlag, Freiburg/Br.

Als Aufstrichfett empfiehlt sich besonders die naturbelassene Leinölmargarine „Diäsan". Gute Landbutter enthält wenig ungesättigte Fettsäuren, aber ihre gesättigten Fettsäuren sind außerordentlich leicht aufspaltbar und gut verdaulich. Daher ist *Butter sehr wertvoll* und ergänzungsweise zu empfehlen. Kaltgepreßte Öle sollen nicht stark erhitzt (biologisch zerstört) werden. Auch mit ihnen ist jedes Herausbacken von Speisen aus schwimmendem Fett (Pommes frites), genauso wie Einbrennen und Panieren zu meiden.

Erhitzen von Fett in der Pfanne: Zum Erhitzen ist es günstiger, stärker gesättigte Fette, wie naturbelassenes Kokosfett (Reformhaus), Maiskeimöl oder andere Öle zu verwenden. Man erhitzt zunächst sparsam mit dem Fett und fettet – nachdem man die Nahrungsmittel in das Fett gegeben hat – so spät als möglich, am besten unmittelbar vor dem Anrichten (!) mit naturbelassenem Öl, Butter oder Diäsan nach.

Mit lebensfreundlichen Fetten braucht man nicht sehr sparsam umzugehen, da sie – im Gegensatz zu Industriefetten – auch von Magen-, Leber- und Gallenkranken gut (!) vertragen werden. Außerdem machen sie nicht dick, weil sie die innere Atmung und Verbrennung aktivieren. Hoch ungesättigte Fettsäuren helfen mit, einen erhöhten Cholesterinspiegel zu senken und werden zur Vorbeugung und Behandlung verschiedener Herz- und Kreislaufschäden, Leber- und Gallenleiden, Arterienverkalkung – und nach *Budwig* zur Krebsvorsorge und -therapie (!) – empfohlen.

Die zellatmungsfördernde Wirkung naturbelassener Fette wird vermindert, wenn man gleichzeitig mit ihnen atmungshemmende Chemikalien einnimmt, wie sie oft zur Konservierung von Nahrungsmitteln (in Konservendosen) und für bestimmte Fleisch- und Wurstsorten (Nitrite) verwendet werden. Dies gilt auch für Insektizide in der Nahrung und verschiedene chemische Medikamente.

Die beste Auswirkung der naturbelassenen Fette erzielt man:

1. durch ausschließliche Einnahme der empfohlenen, hochwertigen Fette unter Vermeidung aller Industriefette bei unerhitzter Anwendung;
2. durch Vermeidung aller Speisen und Getränke mit Konservierungsmitteln und

3. durch kombinierte Einnahme von Öl mit wertvollem Eiweiß, da Eiweiß die Fette wasserlöslicher, bekömmlicher und besser resorbierbar macht.

In der *Milden Ableitungsdiät* werden bei unerhitzter Anwendung ausschließlich naturbelassene Fette und gute Landbutter empfohlen, auch Sauerrahm- oder Süßrahmbutter. Der Cholesteringehalt der Butter wird wettgemacht durch Weglassen von Innereien, weniger Fleisch, Fisch und Eiern. Man muß aber auf die richtige Menge der Butter achten. 25 g Butter enthalten 48 mg Cholesterin, ein Ei 280 mg.

Tafel IX

Gewürze und Kräuter

> Sellerie und Petersilie gehören zu den vegetabilischen Großmächten unserer Küche. *Leunis*

Gewürze und Kräuter sind besonders reich an Duft- und Aromastoffen. Letztere beleben die Geruchs- und Geschmacksorgane, regen die Drüsen des Verdauungsapparates an und entfalten je nach Eigenart wertvolle spezielle Wirkungen. Daher rechnet man sie zu den lebenswichtigen Vitalstoffen.

Die Kunst des Würzens besteht darin, eine Speise mit dem zu ihr passenden „Hauch" von Würze so einzuhüllen, daß ihr wesentlicher *Eigengeschmack diskret betont,* nicht aber verzerrt, überwürzt, verfälscht, verdrängt oder unterdrückt wird. Richtig gewählte und mit Fingerspitzengefühl dosierte Gewürze fördern und entlasten spürbar die Tätigkeit der Verdauungsorgane, steigern die Bekömmlichkeit der Speisen und wirken vielfach noch als wohltuende Arznei. Seit Jahrtausenden haben sich Würz- und Heilkräuter – wie sie etwa im Mittelalter in Klostergärten liebevoll gepflegt wurden – als Heilmittel hervorragend bewährt. Auch heute sollte man sie wieder richtig einsetzen lernen, nicht zuletzt an Stelle verschiedener Medikamente, wie Verdauungshilfen, Fermentpräparaten, Magen-, Leber- und Gallenmitteln u. a. m. Im allgemeinen sollten auch die besonders scharfen exotischen Gewürze, deren Anwendung durch die zivilisationsbedingte Abstumpfung der Geruchs- und Geschmackssinne modisch geworden ist, viel mehr gemieden und die wertvollen heimischen Gewürze vielseitiger benutzt werden. Gerade nach Darmreinigungs- und Ableitungskuren ist das Empfindungsvermögen verfeinert. Es erfaßt besser den Eigengeschmack der Lebensmittel und vermag das „Feine", „Elegante" und „Wohltuende" der passenden und richtig dosierten heimischen Würzkräuter besser zu würdigen.

Meersalz: Es beinhaltet im Gegensatz zum handelsüblichen Speisesalz oder Kochsalz (Natriumchlorid) zahlreiche wichtige Spurenelemente. Es sollte unbedingt bevorzugt werden. Für Binnenländer mit

Einfuhrverbot von Meersalz werden Vollsalze (z. B. Ischler Vollsalz) und auch Kräutersalze empfohlen, nicht jedoch Kochsalz. Auch Meer- oder Vollsalz soll mit Fingerspitzengefühl verwendet werden, es ist jedoch falsch, es weitgehend oder völlig zu meiden.

Gartenkräuter: Neben ihrem Reichtum an Duft- und Aromastoffen zählen sie zu den wichtigsten Vitamin-C-, Mineralstoff- und Basenspendern. Sie sollen möglichst frisch sein, d. h. kurz vor Verwendung geerntet und allenfalls zubereitet (fein gehackt) werden. Ideal ist ein kleiner Kräutergarten oder ein Blumentrog auf dem Balkon. Fast das ganze Jahr hindurch kann man sich die einjährigen Kräuter halten, wie Gartenkresse, Bohnenkraut, Kerbel, Porree, Dillkraut, Basilikum, Majoran. Mehrere Winter hindurch halten sich Petersilie, Estragon, Pfefferminze, Zitronenmelisse, Schnittlauch, Thymian, Liebstöckel u. a.

Zubereitung: Kurz unter fließendem Wasser abspülen, ausschütteln, feinhacken (Hack- oder Wiegemesser). Unmittelbar vor dem Servieren den Speisen zufügen.

Achtung! Getrocknete Kräuter müssen immer kurze Zeit mitkochen, wobei man sie kurz vor dem Garwerden der Speisen beifügt.

Trocknen und Überwintern von frischen Kräutern: Kräuter vor der Blütezeit abschneiden, waschen, zusammenbinden, hängend oder liegend auf Lattenrost an kühlem, dunklem Ort (Keller) trocknen lassen. Nach dem Trocknen grob oder fein rebeln (durch ein Sieb streichen) oder pulverisieren und in Glas-, Porzellan- oder Steingutbehältern gut verschließen. Zum Trocknen geeignet: Majoran, Thymian, Rosmarin, Melisse, Pfefferminze, Beifuß, Estragon, Liebstöckel, Bohnenkraut, Basilikum, Oreganum. Oder: frische Kräuterblätter abzupfen oder kleinschneiden, mit etwas Vollsalz mischen und ganz leicht in ein Glas (mit Schraubverschluß) pressen. Dann Öl aus Erstpressung darüber gießen, bis der Ölrand 1 cm übersteht. Nun in den Kühlschrank stellen und nach Bedarf teelöffelweise zu den verschiedenen Quarkmischungen oder Kräutersaucen oder Basensuppen geben.

Gut gekühlt halten die Kräuter monatelang und schmecken wie frisch. Besonders empfehlenswert: Majoran, Thymian, Basilikum, Estragon.

Eine weitere Möglichkeit besteht im Einfrieren der abgezupften Kräuter in kleinen Boxen.

Tafel X

Verwendung und Wirkung verschiedener Gewürzkräuter*

...	Verwendung für	Wirkung bei richtiger Dosis (Bei Überdosierung reizende Wirkung!)
Anis	Desserts, Obstspeisen, Mixgetränke, Backwerk	blähungswidrig, darmkatarrhwidrig, desinfizierend
Basilikum	Suppen, Saucen, Gemüse, Salate	blähungswidrig, hustenlindernd
Beifuß	Gemüse, Salate, Rohkost	verdauungsfördernd, leber- und nervenstärkend
Bibernelle	Suppen, Saucen, Fleischspeisen, Gurkengemüse	entgiftend, anregend auf Drüsensekretion
Brennessel (Pulver)	Saucen, Gemüse, Salate	Herz, Nerven, Rheuma, Blut
Curry	Faschiertes, Saucen, Reisgerichte	verdauungsanregend, durchblutungsverbessernd
Dillkraut	Gemüse, Suppen, Fleisch- und Fischspeisen, Salate	gegen Blähungen, Verdauungsstörungen, schlaffördernd
Estragon	besonders für Fischgerichte, Buttersaucen	magenstärkend, verdauungsfördernd
Fenchel (Pulver)	Backwerk, Gemüse, Saucen, Tee, Suppen	Asthma, Keuchhusten, Bronchialleiden, Darmreinigung
Knoblauch	Spinat, Fleisch- und Fischspeisen, Saucen, Salate	desinfizierend, blutreinigend, gegen Gefäßverkalkung
Koriander	Gemüse, Suppen, Saucen, Salate	nervenstärkend, magendarmkräftigend
Kresse	Salate, Quarkaufstriche	desinfizierend, blutbildend
Kümmel	Kartoffeln, Quark, Gemüse, Fleischspeisen, Suppen, Saucen, Salate	magenstärkend, entblähend, krampfstillend

* Teilweise nach *Eduard A. Brecht*: Die magische Droge. Selbstverlag, Karlsruhe.

...	Verwendung für	Wirkung bei richtiger Dosis (Bei Überdosierung reizende Wirkung!)
Liebstöckel	Tee, Suppe, Saucen, Fleischspeisen, Gemüse	desodorierend, darmregulierend, entblähend
Lorbeer	Kartoffeln, Suppen, Saucen, Fischspeisen, Brühen	Verdauungshilfe, appetitanregend, stärkend
Majoran	Quarkspeisen, Suppen, Saucen, Fleischspeisen	krampfstillend, beruhigend, verdauungsfördernd
Muskatnuß	Saucen, Suppen, Salate	magenstärkend, verdauungsfördernd
Nelke	Dessert, Milchspeisen, Saucen, Glühwein, Tee	schmerzstillend
Meerrettich	Salate, Saucen, Aufstriche	Leber und Galle anregend
Petersilie	zu fast allen Speisen verwendbar	verdauungsfördernd, harntreibend, Vitamin-C-Spender
Rosmarin	Geflügel, Fleischspeisen, Saucen	herzberuhigend, kreislauf- und nervenanregend
Safran	Reisgerichte, Saucen, Kuchen	nerven- und verdauungsanregendes Heilmittel
Salbei	Saucen, Fleischgerichte, Faschiertes	blutreinigend, gegen Gicht, Rheuma, Durchfall
Schnittlauch	zu Käse, Topfen, Suppen, Saucen, Fleisch- und Fischspeisen	appetitanregend, Vitamin-C-Spender, nierenfördernd
Sellerie	Gewürz für Diabetiker, kochsalzarme Diät	Speichel-, Magensaftdrüsen und Nieren anregend
Senf	zu Saucen, Fleisch- und Fischspeisen	reinigend, desinfizierend, verdauungsfördernd
Thymian	Suppen, Saucen, Fleisch- und Fischspeisen	stark Verdauungswege desinfizierend
Vanille (Schote, Natur oder Pulver)	Nachtische, Desserts, Gebäck	appetitanregend, verdauungsfördernd
Veilchenwurzel	besonders geeignet als Gewürz für Zuckerkranke	blutreinigend, desinfizierend

…	Verwendung für	Wirkung bei richtiger Dosis (Bei Überdosierung reizende Wirkung!)
Wacholder	Gemüse, Saucen, Gemüsebrühe	magen- und darmkräftigend, gegen Blasenkatarrh
Zitronenmelisse	Salate, Suppen, Saucen, Milchspeisen	nervenkräftigend, schlaffördernd, herzberuhigend
Zimt	Nachtische, Milchspeisen, Gebäck	entsäuerndes Magenmittel, blutstillend
Zwiebel	Suppen, Saucen, Fleisch- und Fischspeisen, Salate, Gemüse	blutbildend, nervenstärkend, verdauungsfördernd, desinfizierend

Die Kur-Ausleitung

Wir leben nicht, um zu essen, sondern wir essen, um zu leben. *Sokrates*

Die Ausleitung aus der Kur ist der allmähliche Übergang auf eine neue, künftig gesündere, individuell geprägte Ernährung. Die bisherige Diät wird je nach Bedürfnis schrittweise erweitert und verändert, wobei man sich nach seinen von Natur aus mitgegebenen *Ratgebern für die Kostauswahl* ausrichten soll: nach den *Instinkten* und *Sinnen,* besonders den Geruchs-, Tast- und Geschmackssinnen. Sie sind es, die jetzt die echten individuellen Bedürfnisse des Organismus anzeigen können. Man weiß:

- *Je überfütterter ein Lebewesen, desto verkümmerter Instinkte und Sinne; und desto instinktloser, abwegiger die Nahrungsauswahl.*
- *Je gesünder ein Lebewesen, desto gesünder Instinkte und Sinne; und desto entschiedener die Ablehnung des Ungesunden, desto sicherer das Verlangen nach individuell richtiger Nahrung.*

Da Reinigungs- und Ableitungskuren Instinkte und Sinne wacher, sensibler, feinfühliger machen, wird jetzt – oft zum größten Staunen der Betroffenen – kein Verlangen nach früheren Leibgerichten und Schleckereien auftreten, wohl aber nach bestimmten *einfachen, einfach zubereiteten und möglichst naturbelassenen Nahrungsmitteln.* Viele verlangen jetzt nach abgelagertem dunklen Brot, nach Knäckebrot mit Butter, nach Milch- und Sauermilchgerichten, Quarkspeisen, Pellkartoffeln, Wurzel- und Blattgemüsen, Wildkräutern usw., die möglichst naturbelassen oder gedünstet werden. Auch Bedürfnis nach etwas (!) rohem Obst kann sich einstellen, etwa nach einem Apfel, morgens zum Frühstück oder vor dem Mittagessen, oder nach Banane oder Beerenobst oder nach bekömmlichen Obst-Milch-Mischungen (Rezept Nr. 76, 78, 79). Auch einfache Getreidegerichte, wie Rezept Nr. 60 können verlangt werden, fallweise Ei, Fisch, mageres Fleisch mit Gemüse kombiniert.

Man beachte jetzt:

1. Weitere Einhaltung der *Eßkultur* nach *Mayr.*
2. Wie *wenig Nahrung* der Körper benötigt.
3. Welche *einfachen Nahrungsmittel* erwünscht werden.

Vorsicht mit Rohkost

Gerade in dieser Zeit ist Vorsicht mit der – an sich wertvollen – Rohkost geboten, vor allem mit *Obst.* Je gärungsfreudiger es ist, desto eher soll es noch gemieden werden. Dies gilt vor allem für *Steinobst,* voran Sauerkirschen, Ringlotten, Kirschen, Zwetschgen, danach Aprikosen, Pfirsich und das saure *Beerenobst,* wie Johannisbeeren, schwarze Johannisbeeren (Cassis) usw. Ungünstig sind auch die sauren *Zitrusfrüchte,* Zitrone, Grapefruit, Orange, gar wenn ihre puren Säfte als „Drink" genossen werden.

Pure *Fruchtsäfte* sind nicht zu empfehlen, da sie leicht im Darmtrakt in Gärung übergehen, wenn sie gar mit Fabrikzucker gesüßt sind und – wie üblich – rasch getrunken und nicht eingespeichelt werden. Man kann sie jedoch in kleiner Menge, etwa tropfenweise Zitronensaft in Kräutertee oder auf Salat oder als sonstige Beimengung verwenden.

Am besten bekömmlich ist vom Obst – falls reif und nicht gespritzt – im allgemeinen: Apfel, Banane, Erdbeere, Ananas, Heidelbeere, letztere besonders in Milch, wie überhaupt die Verbindung der Obstsäure mit der basischen Milch oder Leinsamentee die Verträglichkeit des Obstes verbessert.

Rohgemüse, wie Karotte (Möhre), Sellerie, rote Rübe, Gurke, Salate und vor allem Suppenkräuter werden im allgemeinen besser als Obst vertragen. Die Mischung von rohem Obst und rohem Gemüse in einer Mahlzeit ist schlecht bekömmlich. *Rohkost* sollte zum Beginn des Frühstücks und Mittagessens genossen werden, nicht jedoch später als bis 14 Uhr (s. Abendessen S. 108) und immer nur in kleinen, sicher vom Organismus gut vertragenen Mengen! Die häufig „üblichen" *vollen* Obstteller, gehäuften Salatschüsseln oder vor allem Obstsalatmengen sind ausnahmslos für jeden *zuviel.*

Zersetzungsvorgänge im Darmtrakt

Jede in zu großer Menge genossene Nahrung führt zu Zersetzungsvorgängen:

a) Gärung: Zur gärungsfreudigen Kost gehören Fruchtsäfte, Obst, Kompott, Obstsalat, viele rohe Gemüse, voran Gurkensalat, besonders aber Zucker, Süßspeisen, Konfitüren und Mehlspeisen. Je geringer die Verdauungskraft, desto genauer muß sich jeder auf das bescheidene von ihm vertragene Essensmaß beschränken. Jedes *Zuviel* an Speisen geht im Verdauungstrakt – wie in einem Brutkasten von 37° C – in Zersetzung über. Besonders über Nacht, wenn der Darm seine Ruhepause einnimmt, wirken sich gärungsfähige Speisen ungünstig aus.

Gärung bedeutet immer Bildung von *Alkohol* und vor allem von *Säure!*

Als Folge entstehen Blähungen, Gasbauch, Völlegefühl und Allgemeinsymptome, wie schnelle Erregbarkeit (toxisch bedingter Reizzustand der vegetativen Nerven!), abwechselnd mit großer Müdigkeit.

Die Müdigkeit der meisten Menschen ist Verdauungsmüdigkeit!

Die Gärungsalkohole (Fusel) wirken auf Leber, Gefäße und vegetative Nerven ein, weshalb sie ähnliche Leber- und Gefäßschäden wie beim Alkoholiker bewirken. Daher findet man auch bei Antialkoholikern, besonders bei Vegetariern und Gesundheitsfanatikern, die sich emsig bemühen, möglichst große Vitamin- und Rohkostmengen zu verzehren, die gleichen blau-roten Nasen (Schnapsnasen) und Ohren, die gleichen kalt-feuchten, blau-roten Hände und Füße (toxische Gefäßschäden) wie bei Alkoholikern. *F. X. Mayr* nannte solche Abstinenzler „endogene Alkoholiker".

Die durch Gärung entstehenden Säuren benötigen wieder Abpufferung durch Basen, die der Körper oft aus Geweben beziehen muß, was dann zu Mineralmängeln und zur Gewebeübersäuerung führt.*

b) Fäulnis: Aus eiweißreicher Nahrung, wie Fleisch, Fisch und Eiern entstehen, wenn *zuviel* davon genossen wurde, toxische Fäulnisstoffe, wie Indikan, Putreszin, Neurin, Kadaverin (Leichengift). Bei geschädigtem Darmtrakt können diese, wie die Gärungsgifte, in die

---

* Seine eigenen „Gärungserlebnisse" durch zu viele Rohkost hat ein Arzt durch Umwandlung eines bekannten *Goethe*-Gedichtes so zum Ausdruck gebracht:

Im Rohkost-Essen sind zweierlei Gnaden:
Das Gas zu erzeugen, sich seiner entladen.
Jenes bedrängt, dieses erfrischt.
So wunderbar ist das Leben gemischt.
Du danke Gott, wenn es Dich preßt.
Und dank ihm, wenn es Dich wieder entläßt.

Aus *Stephan, K.*: Abbau und Aufbau als Heilprinzip. Karl F. Haug Verlag, Heidelberg.

Blutbahn gelangen und „Fernsymptome“, somit Vergiftungssymptome aus dem Darm, hervorrufen. Diese reichen von Müdigkeit, Mißmut, Deprimiertheit, Erregbarkeit, Herz-, Gefäß- und Kreislaufbeschwerden, Kopfschmerzen, Schwindel, Schweißausbruch, bis zu ausgeprägten Krankheitsbildern der vegetativen Dystonie.

Einfache Zusammenfassung: Jedes Zuviel ist schädlich!

Verbote während der Kur-Ausleitung

Süßigkeiten sind die schlimmsten Gesundheitszerstörer des Menschen, besonders des Kindes.
Mommsen

1. Alle Speisen, nach denen kein Bedürfnis besteht oder die *Ablehnung* erzeugen, sind zu meiden. Dazu gehören auch Nahrungsmittel, die man schon vor der Kur *nicht gewollt* oder *schlecht vertragen* oder als *belastend* empfunden hat. Frische schwere Brote, schwere Gemüse, Hülsenfrüchte, frische Hefespeisen und andere blähende, schwer verdauliche Nahrungsmittel.

Nach Kurende sind solche Speisen weiterhin zu meiden!

2. Fabrikzucker, auch brauner Zucker, Dextropur, Süßigkeiten, Schokolade, Schleckereien, süße Naschwaren aller Art. Der Zucker ist der große Kalk-, Vitamin-B- und Basenräuber des Körpers, der sich auf Zähne und Knochen schädigend auswirkt, die entartete Darmflora nährt, Gärungsvorgänge fördert, Übersäuerung verursacht.

Nach Kurende soll Zucker grundsätzlich weiterhin gemieden werden! Besonders ungünstig für Kinder! Statt Fluortabletten gegen Karies keine Schleckereien geben!

Erlaubt: 1–2 TL Honig, Obstdicksaft (Birnex), Ahornsirup, Melasse, Laevoral, alles in Gewürzdosen!

3. Schweineprodukte. Sie enthalten die sogenannten Sutoxine. Vor allem Schweinefett (Schmalz), das auch in den meisten Wurstarten beinhaltet ist.

Nach Kurende sollen Schweineprodukte weiterhin gemieden werden. Zu empfehlen sind die von zunehmend mehr Fleischern hergestellten nicht geräucherten Kalb- und Rinderschinken oder Neuenahrer- oder Bündnerfleisch, oder Putenbrust und -würste.

4. Fettes Essen, alles Eingebrannte, Panierte, Gebackene; alle von Masttieren abstammenden Fette (Gänsefett, Schweineschmalz) so wie alle gehärteten Fette (übliche Konsumfette).

Nach Kurende sind weiterhin naturbelassene kaltgepreßte Öle mit hoch ungesättigten Fettsäuren empfohlen (s. Fett-Tabelle S. 241).

5. Bohnenkaffee: Dieser regt zwar den Kreislauf an, belastet aber Magen („Säurelocker"), Leber, Galle, Dünndarm und Nieren. Besonders für nervöse und schlafgestörte Menschen ungünstig! Allein durch Meiden des Bohnenkaffees werden zahlreiche nervlich-vegetative Magen-, Gallen- und Nierenbeschwerden günstig beeinflußt! Kaffeesüchtige und Kreislaufschwache sollten lieber durch Trockenbürsten und Wechselduschen ihren Kreislauf anregen (s. Buch „Blut- und Säftereinigung"!).

Nach Kurende empfiehlt sich für viele, Kaffee zu meiden oder ihn nur gelegentlich und nicht alltäglich einzunehmen. Nach Kaffeegenuß sollte immer ein großes Glas (Mineral-)Wasser getrunken werden.*

Empfohlen: Malzkaffee, Kräutertee, bescheiden schwarzer Tee, Mineralwasser, z. B. Fachinger, Vichy, Preblauer.

6. Am Abend Fruchtsäfte, Obst, Kompott. Während Obst und Kompott wieder in kleinen Mengen tagsüber bis etwa 14 Uhr genossen werden kann, sollte man es abends grundsätzlich meiden (Gärung!). Dies gilt besonders für unverdünnte Fruchtsäfte!

7. Alkohol. Zu Fleisch- oder Fischkost kann gelegentlich eine bescheidene Menge guten Rot- oder Weißweines konsumiert werden.

Nach Kurende sollten abends ebenfalls alle besonders gärungsfreudigen Nahrungsmittel, voran Rohkost und Süßspeisen, gemieden werden.

Nach Kurende falls gut vertragen:

Wein in geringer Menge, oft *für Senioren empfehlenswert**:* Ansonsten bestehen gegen gelegentlichen, mäßigen Konsum keine Bedenken. *Bier* stellt in vernünftiger Menge ein bekömmliches Volksgetränk dar, fördert aber Gewichtszunahme.

Scharfe Schnäpse sollten nur selten und in kleinster Menge (wie Medizin) genommen werden. *Likôre* sind stets ungesund (Fabrikzucker + Alkohol!).

---

* In Wiener Kaffeehäusern wird Kaffee nur gemeinsam mit einem großen Glas Wasser zur Entlastung der durch Koffein aktivierten Nieren serviert.

** Ab wann ist man Senior? Das ist individuell sehr verschieden. Sicher spätestens dann, ab wann man bereit ist, es zuzugeben.

8. Nikotin: Am besten Abstinenz.

9. Zwischenmahlzeiten sind im allgemeinen unnötig. Sie stören die gerade ablaufenden Verdauungsvorgänge. Dagegen ist oftmaliges Trinken von Wasser, Mineralwasser, Kräutertee günstig.

10. Medikamente: Wenn überhaupt, sollten nur unbedingt notwendige und nur ärztlich verordnete Medikamente eingenommen werden.

Richtlinien für gesündere Ernährung

> Man wird erkennen, daß die Frage einer vollwertigen Ernährung nicht mit der Menge der Kalorien, Vitamine usw. allein zusammenhängt. *Kollath*

Um die nachfolgenden Richtlinien für gesündere Ernährung zu verstehen, sollte man zunächst vergessen, was man landläufig unter „gesunder Ernährung“ zu hören bekommt. Das gilt auch für alle Schriften über „naturgemäße Ernährungssysteme“, in denen die Begriffe *„Nahrung“* und *„Ernährung“* heillos miteinander verwechselt werden. Zur Klarstellung:

Das Wort *„Nahrung“* bedeutet „Nahrungsmittel“, „Speise“, „Kost“ usw., während das Wort *„Ernährung“* einen *„Vorgang“* bedeutet, ein Geschehen, bei welchem:

1. *Nahrung* eingenommen wird;
2. diese durch *Verdauung* abgebaut und umgewandelt wird; und
3. die daraus entstandenen Baustoffe und Energien in Körpersäften, Geweben und Zellen aufgenommen werden.

„Ernährung“ ist somit der *Einverleibungsprozeß* oder die *Leib-Werdung von Nahrung,* während *Nahrung nur ein Teil* der Ernährung ist. Das Essen einer „besonders gesunden *Nahrung*“ muß somit nicht automatisch zu einer gesunden *Ernährung* des Körpers führen, weil die Ernährung nicht allein von der Nahrung abhängig ist, sondern vor allem auch von der – beim Zivilisationsmenschen meist mangelhaften – *Verdauung.* Nach der irrtümlichen landläufigen Auffassung genügt es aber, einfach irgendeine „besonders gesunde“ Nahrung zu essen – meist sogar davon „reichlich“ (!), um schon „gesunde“ Ernährung oder gleich „Gesundheit“ zu erzielen. Häufig ist aber gerade das Gegenteil der Fall! Besonders bei den biologisch höchstwertigen Lebensmitteln führen die üblichen Alltagsfehler, wie *Zuviel-Essen*, bereits zu Speisenzersetzung, Giftbelastung und somit zur Verschlechterung des Ernährungszustandes des Organismus.

Richtlinien für gesündere Ernährung können daher nicht einseitig, nur aus dem Gesichtspunkt der Nahrung und ihrer Werte (Vitalstoffgehalt usw.) erstellt werden, sondern haben sämtliche den Ernährungsvorgang beeinflussenden Faktoren zu berücksichtigen!

Es sind vor allem sieben Faktoren, die der Reihenfolge ihrer Bedeutung nach heißen:

1. Die individuelle Leistungskraft des Verdauungsapparates (wichtigster Faktor!)
2. Die Eßkultur
3. Die Nahrungsmenge
4. Die Anzahl der Mahlzeiten
5. Die Tageszeiten der Nahrungsaufnahme
6. Die psycho-physischen Lebensbedingungen
7. Die Nahrung

1. Die individuelle Leistungskraft des Verdauungsapparates

Nicht jede Kost ist für jeden gesund. *Kollath*

Die Verdauungskraft der Einzelindividuen variiert stark. Es gibt die unterschiedlichsten Verdauungs-Individualleistungen und Individual-Toleranzen, vom bescheiden essenden Ernährungs-Naturell, dem „alles anschlägt" und dem Schlemmer, der „heimlich oder unheimlich viel" verzehrt, bis zum Ernährungskümmerling, der „trotz aller Mastkuren" immer mager bleibt. Schon bei Kindern gibt es den Vielfraß und den Suppenkaspar. Daher lehrten schon die alten Ärzte, daß *der Mensch nicht davon lebt, was er ißt, sondern nur davon, was er verdaut!* Dr. *F. X. Mayr* wieder erklärt zu Recht: „Der gesundheitliche Wert einer Nahrung wird weitgehend vom Zustand der Leistungskapazität der Verdauungsorgane bestimmt!" Alle Darmreinigungs- und Ableitungskuren zielen daher auf Verbesserung der individuellen Leistungskraft des Verdauungsapparates und damit der Ernährung.

2. Die Eßkultur

Gut gekaut ist halb verdaut!
Volksspruch

Allein schon durch ein richtiges *„Wie man ißt“,* durch Konzentration auf das Essen, durch frohe gesunde Einstellung, daß das „Wasser im Munde zusammenrinnt“ und durch gründliches Kauen und Einspeicheln jedes Bissens, findet eine *ideale Vorverdauung* der Nahrung statt. Man wird so viel rascher satt und findet besser die richtige Nahrungsmenge.

3. Die Nahrungsmenge

Laß ab vom Schlemmen!
Wisse, daß das Grab Dir dreimal weiter gähnt als anderen Menschen!
Shakespeare

Das *„Wieviel man ißt“* besitzt eine Schlüsselposition, weil nachgewiesenermaßen die meisten Menschen in Wohlstandsländern *zuviel* essen. Für sie gilt das Sprichwort: „Wenn es am besten schmeckt, soll man aufhören!" Je hochwertiger ein Nahrungsmittel ist, je mehr es an Werten beinhaltet, desto wichtiger ist die Bescheidung auf das rechte Maß. Die Schlagworte: „Iß viel Rohkost!", „Iß viel Vitamine!“, „Trink viel Milch!“ *sind alle falsch,* weil jedes Ding „sein Maß und seine Zahl“ besitzt und jedem Menschen nur die individuell von ihm benötigte, stets kleine (!) Menge bekömmlich ist. Und nicht mehr!

Die optimale Menge eines Nahrungsmittels ist von der benötigten Minimalmenge nicht weit entfernt. Das *„Iß viel“* ist auch deshalb grundverkehrt, weil:

zu große Quantität zerstört die Qualität!

Alle falschen Eßgewohnheiten, zu schnelles, hastiges, nervöses Essen, schlechtes Kauen, schlechtes Einspeicheln, „Kummer-Essen“, „In Müdigkeit und Ärger hineinessen“ und *Zu-viel-Essen* zerstören die Qualität. Schlecht vorverdaute und gar noch zu reichliche Kost ruft Zersetzungsprozesse des Darminhaltes hervor. Was nützt eine Vollwertkost mit all ihren Werten, wenn sie in zu großer Menge verzehrt, im funktionsschwachen Darm zu Fuselalkohol und Säure vergoren wird?

Jedes Zuviel ist ein krankmachender Faktor!

4. Die Anzahl der Mahlzeiten

> Das Eßbesteck ist der große Killer der Wohlstandsnationen. *E. Thun*

Wie oft soll man essen? Der Trend moderner Ernährungslehren läuft vielfach in Richtung der Verteilung der täglichen Nahrungsmenge auf etliche kleine Mahlzeiten hin, aber nach allen Erfahrungen von Dr. *Mayr* und seinen Schülern bewährt sich die alte Regel:

Frühstücke wie ein König,
iß mittags wie ein Bürger;
und abends wie ein Bettler!

Je *gesünder* die Verdauungsorgane sind, desto besser werten sie die Nahrung aus. Wer sich zum Frühstück und Mittagessen an gut gekauter, vielseitiger Nahrung sättigt, dem genügt des Abends ein Minimum. Zwischenmahlzeiten sind *nicht nur überflüssig, sondern meist sogar ungünstig.* Es ist nicht als Zeichen von Gesundheit aufzufassen, wenn ein Mensch sich immer wieder neues Essen zuführen muß. Eine Ernährungsweise mit zwei bis drei Mahlzeiten macht den Menschen unabhängiger, wobei es auch keine Rolle spielen darf, wenn einmal eine Hauptmahlzeit ausfällt.

5. Tageszeit der Mahlzeiten

Wer vor dem Schlafengehen ein reichliches Nachtmahl zu sich nimmt, gleicht einem Lokomotivführer, der seine Maschine vollheizt und danach in den Schuppen stellt.
F. X. Mayr

Wann soll man essen? Da der Verdauungsapparat am besten arbeitet, wenn er ausgeruht und leer ist, empfiehlt sich ein ausgiebiges Frühstück und Mittagessen. Ungünstig ist das Nachtmahl, weil zu dieser Zeit der Organismus müde ist und die Verdauungsorgane auf Ruhepause umschalten. Daher bleibt ein großes Abendessen im feuchtwarmen Darmtrakt weitgehend unbearbeitet liegen und unterliegt durch Einwirkung der Darmbakterien der Zersetzung. Da Gärung rascher eintritt als Fäulnis, ist abends gerade die gärungsfreudige Kost (Rohkost, Kompott, Süßspeisen usw.) ungünstig. Morgens, wenn der Verdauungsapparat das liegengebliebene Nachtmahl zu verarbeiten beginnt, macht sich zum Frühstück oft nur wenig Appetit bemerkbar, mitunter sogar Widerwille dagegen, weil die Wirkung der durch die nächtliche Speisenzersetzung gebildeten Gifte noch anhält. Solche Menschen erheben sich morgens nur mühsam aus dem Bett, sind benommen, erschöpft und sehen oft bleich, blaß, verkatert, wie vergiftet nach durchzechter Nacht aus. Belegte Zunge, widerlicher Mundgeschmack, aashafter Mundgeruch fehlen dann selten. Kein Wunder, wenn viele Wohlbeleibte, die ohnehin weniger essen sollten, stolz verkünden, sie würden am Morgen völlig fasten. Sogar noch mittags, um abzunehmen, halten sie sich beim Essen zurück. Aber des Abends wird alles Versäumte nachgeholt, und meist noch mehr, weil durch die abendliche Müdigkeit auch die Kraft der Selbstbeschränkung ermattet ist. So steigt das Gewicht weiter an. Die umgekehrte Reihenfolge: Morgens essen, abends fasten ist unvergleichlich günstiger!

Wer abends echten Hunger verspürt, soll möglichst früh ein

kleines und möglichst leichtes Abendessen

einnehmen, das jedoch keine oder tunlichst wenig gärungsfreudige Nahrungsmittel beinhaltet. Am günstigsten sind Kräutertee, kleine Milch-, Sauermilch- oder Öl-Quarkgerichte, wie besonders Creme

Wörthersee I–V (Rezept Nr. 121–122), Basensuppen oder Vitamin-Tofu-Aufstrich, oder Putenbrust, Putenwürste, Gofio-Brei oder Hüttenkäse, eine bis zwei Pellkartoffeln mit etwas Butter, gelegentlich Forelle blau. Nach dem Abendessen empfiehlt sich ein flotter Spaziergang, um Kohlensäure auszuscheiden, Sauerstoff aufzunehmen und die Verdauungs- und Verbrennungsvorgänge anzuregen.

Für Obst und sonstige Rohkost gilt:

Morgens Gold
mittags Silber
abends Blei.

6. Die psycho-physischen Lebensbedingungen

Enttäuschungen, Einsamkeit, Abwendung des Partners, Lieblosigkeit, Ängste können je nach Naturell zu Über- oder Unterernährung führen. Die einen drängt es zum Verdauen statt zum Denken, die anderen zum Sich-Kränken statt zum Verdauen.

Der Holzfäller (Schwerarbeiter an frischer Luft), der Speck mit schwerem Bauernbrot und Wein genießt, verträgt alles gut, da er es ausarbeitet. Der Büromensch hingegen benötigt leichtere Kost in bescheidener Menge. Bei Reisen, in veränderten Klimazonen, ist wieder anderes Essen nötig als daheim. Je höher nach Norden, desto größer der Eiweißbedarf, je weiter nach Süden, desto geringer. In fremden Landen sollte man sich mit der jeweiligen landesüblichen Kost verköstigen und nicht mit den aus der Heimat nachgesandten Nahrungsmitteln (Konserven!). – Auch die seelische Verfassung beeinflußt die jeweils benötigte Art und Menge der Nahrung. Viele vertragen bei Leid, Not, Kummer fast keine oder nur die leichtest verdauliche Kost. Alles „schlägt“ sich auf den Magen, Galle und Darm. Andere sind wieder „Kummeresser“, flüchten sich bei jedem Problem in ungehemmtes Essen, um sich mit dieser Ersatzhandlung und mit dem Lustgefühl des Essens besser über ihre Schwierigkeiten hinwegzutrösten. Der Mensch ist von Natur aus gierig. Er will haben, was ihm Genuß verschafft. Essen ist zweifellos ein Vergnügen, und dies um so mehr, je weniger andere Genüsse zur Verfügung stehen. Entsagen fällt um so schwerer. So ist für viele die Neuordnung psycho-physischer Lebensbedingungen oft unumgängliche Voraussetzung für eine gesündere Ernährung.

> Wir essen falsch, wir kochen falsch, wir essen zuviel und zu süß, wir naschen zuviel, und wir wissen zu wenig.
> *Refrain der Ernährungsforscher*

Die Einnahme von „reichlich (!) Rohkost“ wird heute zumeist als wichtigster Teil jeder „gesunden Ernährung“ gepriesen. Von den anderen ernährungsbeeinflussenden Faktoren hört man so gut wie nichts. Wie wichtig sie aber sind, soll folgendes Beispiel beleuchten:

„Reichlich Rohkost“ wirkt sich nicht nur ungünstig, sondern sogar schädlich aus, wenn sie

1. *schlecht gekaut,* in großen Bissen eingenommen, daher schwer verdaulich, zur Gärung führt;
2. *in zu großer Menge gegessen* wird und daher in Zersetzung gerät;
3. *zu oft* und damit in der Summe ebenfalls in zu großer Menge gegessen wird;
4. *zum Nachtmahl* eingenommen wird (siehe nächtliche Speisenzersetzung);
5. *wegen Verdauungsschwäche* nicht vertragen wird und zu Blähungen, Völle, breiigen, sauren Stühlen usw. führt;
6. *in schlechter nervlich-seelischer Situation* verzehrt und damit schlecht vertragen wird.

Mangels Kenntnis dieser Zusammenhänge gibt es Millionen von Menschen, die sich mit großer Begeisterung nach den jeweils gerade modernen „allgemeingültigen Ernährungssystemen“ irgendwelcher „Ernährungsapostel“, Illustrierten-Sensations-Kochrezepten, Punktediäten usw. halten und danach sehr oft in katastrophale gesundheitliche Zustände hineinschlittern. Kurz gesagt:

Ein detailliertes Kostsystem, das für jedermann gültig ist, gibt es nicht! Die Optimalkost ist und bleibt Individualkost!

Und diese ist von zahlreichen körperlichen und seelischen Faktoren jedes einzelnen Menschen abhängig. Nach *F. X. Mayr* sollte man daher in erster Linie die *Ertüchtigung seines Verdauungsapparates* vorantreiben (Darmkur, Eßkultur, Instinktentwicklung), da man so bessere Voraussetzungen für gute Ernährung schafft. *Nur aus dem Gesichtspunkt der individuell verschiedenen Verdauungsfähigkeit lassen sich nach Mayr – sozusagen im Nachrang – die Nahrungsmittel in ihrer Bedeutung für die menschliche Ernährung bewerten.* Neben ihrer Verdaulichkeit sind besonders wichtig:

A) Die biologische Wertigkeit der Nahrungsmittel
B) Ihre Zusammensetzung aus der Sicht des Säure-Basen-Haushaltes des Organismus

A) Die biologische Wertigkeit der Nahrungsmittel

In Lambarene habe ich Krebs erst festgestellt sieben Jahre nach Einführung der Konserven.
Albert Schweitzer

Der biologische Wert eines Nahrungsmittels ist um so höher, je mehr es Substanzen enthält, die für die Ernährung und Gesunderhaltung des menschlichen Organismus wertvoll sind, und je weniger es nachteilige Stoffe beinhaltet. Daher ist es wichtig, daß eine Speise so wenig als möglich durch künstliche Düngung, Pflanzenschutzmittel, Transport, Lagerung, Konservierungs-, Zubereitungs- und Kochprozesse sowie durch Zusätze zur Haltbarmachung, Schönung, Geschmackskorrektur usw. wertvermindert wird. Eine besondere Rolle kommt den zumeist hochempfindlichen sogenannten *Vitalstoffen* zu, den *Mineralien, Vitaminen, hoch ungesättigten Fettsäuren, Fermenten, Spurenelementen, Aroma- und Duftstoffen.* Sie finden sich unversehrt und in ausgewogenem Verhältnis in der naturbelassenen Vollwertkost, in der lebendigen Kost oder den wirklichen *Lebensmitteln* (Betonung auf „Leben"). Diese sind auf Tabelle X, „Die Wertigkeit der Nahrungsmittel", in der ersten Rubrik angeführt (S. 246). Dort folgen in der zweiten Rubrik die sogenannten *Nahrungsmittel.* Ihnen gehört die angeführte gekochte Kost an, die, wenn sie nicht gerade totgekocht wurde, auch noch biologische Hoch- bis Teilwertigkeit besitzen kann. In der dritten Rubrik findet sich die sogenannte *Industriekost*, d. h. eine vorwiegend durch ihre industrielle Bearbeitung veränderte und konservierte Kost, die bereits eine empfindliche Minderung an biologischen Werten bis zur biologischen Wertlosigkeit aufweist (tote Nahrung). Professor *Kollath* bezeichnet die Nahrung als tot, wenn durch ihre Bearbeitung Fermente, Aroma- und Duftstoffe verschwinden und der Vitamin- und Mineraliengehalt wesentlich vermindert ist. Schließlich zählt die letzte Rubrik noch sogenannte *Präparate* auf, wie das „süße Gift", Zucker, Konfekt, verschiedene Naschwaren, weiter künstlich überdüngtes Gemüse, Fleischextrakte von antibiotisch oder hormonell gefütterten Tieren, Konserven mit chemischen Rückständen und anderes mehr. Verständlicherweise sind letztere biologisch höchst minderwertig bis schädlich.

Als die wesentlichen Nahrungsbestandteile sind anzuführen:

1. Milch
2. Gemüse
3. Ei, Fleisch, Fisch
4. Fett
5. Samennahrung
6. Obst
7. Gewürze
8. Getränke
9. Lebendige Substanzen

1. Milch

Die Milch, hochwertiges Lebensmittel, wichtigster Vitalstoffträger, wird mit Recht als Königin der Nahrung bezeichnet. Als generelle Schutzkost sollte sie im täglichen Kostplan nicht fehlen. Nach ihrer Wertigkeit wird sie in folgender Rangordnung eingestuft:

1. Milch melkfrisch
2. Milch roh (Vorzugsmilch)
3. Milch gefriergetrocknet
4. Milch tiefgefroren
5. Milch pasteurisiert
6. Milch gekocht
7. Milch getrocknet (Milchpulver)
8. Milch sterilisiert
9. Milch kondensiert (Kondensmilch, Dosenmilch)
10. Milch als Präparat (Milcheiweiß, Milchzucker u. a.)

Die amerikanischen Forscher *Pottenger* und *Simonsen* haben zwei Gruppen von Katzen bis über acht Generationen hinweg nur mit Milch gefüttert. Die eine Gruppe erhielt nur rohe, naturbelassene Milch, die andere nur erhitzte, gekochte, pasteurisierte, pulverisierte, kondensierte Milch. Letztere Gruppe zeigte gespenstige Degenerationserscheinungen: Zahn-, Kiefer- und Röhrenknochendeformationen, bei späteren Generationen zunehmende Unfruchtbarkeit, Unterentwicklung der Genitalorgane, häufige Totgeburten u. a. m. Diese Versuche bestätigen, daß man – falls die Milch nicht von kranken Kühen stammt – nur die naturbelassene Milch, wie Vorzugsmilch verwenden, und pasteurisierte, gekochte oder homogenisierte Milch nicht bevorzugen soll. Milch unter der sechsten Stufe dürfte überhaupt nur als Ausnahme und nicht als Regelnahrung eingenommen werden. Bei Erhitzung über 45° C beginnen die Veränderungen des Eiweißes der Milch. Am schonendsten ist Erwärmung im Wasserbad. Milch ist nie als bloßes Getränk aufzufassen, das man einfach wie ein Glas Bier die Kehle hinabstürzen darf. Sie sollte vielmehr nur in kleinen Schlucken eingenommen und möglichst gut eingespeichelt werden. Magenempfindliche sollten der Frischmilch etwas Bio- oder Sanoghurt zufügen. Milch gehört zu den wichtigsten basenüberschüssigen Lebensmitteln. Von den *Sauermilcharten* sind besonders die hochlebendigen Produkte *Sanoghurt, Bioghurt* und *Biogarde* durch ihre Bakterienarten darmfreundlich und können dauernd eingenommen werden (Zufuhr lebendiger Substanzen). Auch Buttermilch, Dickmilch, Kefir, saure Sahne sind wertvoll. Joghurt sollte aber wegen seiner darmfloraungünstigen Bakterien besser nur gelegentlich und nicht ständig genossen werden. *Rahm oder Sahne* wird als wichtiger Eiweiß- und Basenspender zum Verfeinern von Soßen, für Nachspeisen und als Schlagrahm oder -sahne verwendet. *Topfen* oder *Quark,* auch *Hüttenkäse,* zählen ebenfalls zu den wertvollsten leicht verdaulichen Eiweißspendern, sind aber milde Säurespender. Daher empfiehlt sich die geschmacklich günstige Mischung mit der basenspendenden Süßmilch oder Sahne, auch mit naturbelassenem Öl. Letzteres hebt auch die stopfende Wirkung von bloßem Topfen auf („Iß nicht zuviel Topfenstrudel, denn er wird dich stopfen, Trudel!") (Rezept Nr. 70, 71, 72, 73).

Bei *Käsesorten* sind die fettarmen unverfälschten Arten zu bevorzugen. Schimmelpilzhaltige Sorten sollten gemieden werden! Käse zählt zu den Säurespendern, „scharfer" mehr als milder.

2. Gemüse

Gemüse – am besten biologisch gezogen – stellt einen grundlegenden, besonders wertvollen Bestandteil unserer Nahrung dar. Möglichst frisch und naturbelassen ist es reich an aufbaufördernden Vitalstoffen und basenspendenden Substanzen. Der wertvollste Basenträger ist das an leicht verdaulicher Stärke, Eiweiß, Kalium und Vitamin C reiche Volksnahrungsmittel *Kartoffel,* besonders als Pellkartoffel zubereitet. Kombiniert mit *Salat* bietet die Kartoffel eine gute Ergänzung zu Fleischgerichten, während die grundsätzlich ungünstigen basenraubenden Kohlenhydrate, wie Weißmehlprodukte, Teigwaren, Nudeln, Makkaroni, Nockerl, polierter Reis, usw. auch als Fleischbeilage entschieden abzulehnen sind (Übersäuerung!). Als wertvolle Vitalstoff- und Basenspender dienen auch *Frucht-, Blüten-,*

Blatt-, Wurzel- und Stengelgemüse, weiter *Kastanien,* die hochwertiges Pflanzeneiweiß spendenden *Sojabohnen* und besonders die gesundheitsfördernden *Wild-* und *Gewürzkräuter,* wie Löwenzahn, Petersilie, Schnittlauch, Majoran, Oregano, Salbei, Thymian, Rosmarin. Salat und Kräuter sind besonders wärmeempfindlich! *Säurespendende* Ausnahmen sind beim Gemüse die eiweißreichen *Hülsenfrüchte,* Linsen, Bohnen, aber auch Spargel, Artischocken und Rosenkohl. In der MAD werden die Gewürzkräuter sowie die *leichtest verdaulichen Gemüsesorten* bevorzugt, zu denen Karotten, Kartoffel, Sellerie, Schwarzwurzel, Zucchini, Gurken zu zählen sind. *Tiefkühlkost* verliert gegenüber der Frischkost nur 10% an Wert. Tiefkühlen ist daher die beste Methode der Aufbewahrung. Dennoch sollten – wann immer möglich – die frischen Lebensmittel bevorzugt werden. Tiefkühlkost ist aber oft noch wesentlich günstiger, als ein zu lange, etwa schon tagelang offen gelagertes Marktgemüse!

3. Ei, Fleisch, Fisch

Das von gesunden Tieren stammende Eiweiß, besonders in Form des weichgekochten *Eies,* des *Kalb-* und *Hühnerfleisches*, des zarten Rindfleisches sowie der nicht fetten *Fischarten,* in einfacher Zubereitung, gehört zu den im allgemeinen gut bekömmlichen, wenig verdauungsbelastenden, hochwertigen – allerdings säurespendenden – Nahrungsmitteln. Fettes Fleisch ist schwer verdaulich und überdies zu reich an Cholesterin. Auch Schweinefleisch gehörte gemieden. Das Schwein ist ein durch Mästung krankgemachtes Tier, dessen Stoffwechselschlacken (Sutoxine) besonders im Fett deponiert sind, welches auch bei „magerem Schweinefleisch" mit verzehrt wird, da dieses immer mit Fettsträhnen durchzogen ist. Grundsätzlich sollte tierisches Eiweiß *keineswegs alltäglich* genossen werden. Im Übermaß führt es, wie durch die Forschungen von Prof. *Wendt* erwiesen, zu Kapillarverdickung, Gefäßinnenwandschäden und vorzeitiger Verkalkung.* Deshalb ist aber auch nicht das andere Extrem, die fleischlose Kost anzuraten. Die überwiegende Mehrzahl der Vegetarier

---

* Bei Eiweiß-Über-Ernährung werden die Basalmembranen der Kapillaren bis zum Zehnfachen des Normalen verdickt, was durch Fasten und Ableitungskuren wieder schwindet. Die Kapillarverdickung führt zu Bluthochdruck, Cholesterinerhöhung im Blut, Gicht, Diabetes des überernährten Erwachsenen und zu Risikofaktoren, wie Thromboseneigung, Embolie usw.
Wendt, L.: Krankheiten verminderter Kapillarmembranpermeabilität und: Die essentielle Hypertonie des Überernährten. Karl F. Haug Verlag, Heidelberg.

gerät früher oder später, auch bei reichlichster pflanzlicher Eiweißzufuhr, in einen Eiweißmangelzustand. Darauf hat nicht nur *Wendt* aufgrund seiner Untersuchungen hingewiesen, man kann es auch mit der Diagnostik nach *F. X. Mayr* feststellen. Ein Zuviel vor allem an Rohkost – als „Ersatz" des fehlenden tierischen Eiweißes – führt immer zu Gärungszuständen mit Säure- und Fuselbildung! Die falsche Quantität wandelt die Basen zu Säuren um! Daher: *Gemischte Kost mit fleischfreien Tagen und alles in bescheidener Menge!*

4. Fett
Während sich die naturbelassenen Fette, Öle und gute Landbutter im Säuren-Basen-Gleichgewicht befinden, gehören die gehärteten und raffinierten Industriefette, handelsübliche Margarinen usw., die durch den Bearbeitungsprozeß ihre Basenelemente verloren haben, zu den stärksten Basenräubern, indem sie im Organismus Basen an sich binden (Weiteres s. Tafel VIII, S. 241!)

5. Samennahrung, Getreide, Nüsse, Hefen
Je stärker ein Getreide durch Verarbeitungsprozesse zu Industriekost umgewandelt wurde, desto müheloser erfolgt seine Aufschließung im Verdauungsapparat, und desto ärmer ist es an biologischem Gehalt. Während der *Ableitungskur* wird sogar nur die besonders leicht verdauliche, aber biologisch wertlose Semmel verwendet, da auf *Kurdauer* die *Verdauungsschonung* Vorrang besitzt. Anschließend soll man aber – soweit verträglich – auf hochwertigeres Brot, wie zum Beispiel dünnes Knäckebrot, übergehen. Leider sind im allgemeinen die heute üblichen Vollkornbrotsorten für Menschen mit wenig körperlicher Betätigung oft schon viel zu schwer verdaulich und erzeugen Gärung und Blähung. Die Empfehlung, zum täglichen Frühstück einen fein und frisch gemahlenen unerhitzten Frischkornbrei aus biologischem Anbau als Müsli mit Obst und Milch einzunehmen, ist vom Standpunkt der Zufuhr biologischer Werte richtig. Vom Standpunkt der Ernährung des Organismus ist es jedoch fraglich, ob der jeweilige Verdauungsapparat diese Kost auch richtig auszuwerten vermag. Grundsätzlich hat man von wenigeren, aber gut im Organismus aufgenommenen Vitalstoffen einer leicht aufschließbar gemachten Kostform mehr, als von den vielen Werten einer schweren Vollwertkost, die im geschwächten Verdauungsapparat in Zersetzung übergeht. *Gerade beim Getreide muß jeder die dem Maß seiner körperlichen Leistung und seiner individuellen Verdauungskraft entsprechende bescheidene Menge(!), bekömmliche Art und Zubereitungsform finden.*

Haferflocken und Mais stellen besonders leicht verdauliche bekömmliche Getreidearten dar. Alle Vollwertgetreide, wie Buchweizen, Naturreis, Weizen, Roggen usw. zählen zu den milden Säurespendern. Die industriell bearbeiteten Kohlenhydrate hingegen, wie Weißmehlprodukte, Feingebäck, Zwieback, Kuchen, Teigwaren, polierter Reis und am meisten Fabrikzucker und alle Süßigkeiten, stellen *starke Basenräuber* dar.

Nüsse, wie Wal-, Hasel-, Kokosnüsse stellen hochwertige fett-, eiweiß- und mineralstoffreiche Lebensmittel dar. Sie sind milde Säurespender.

Hefen in Form von Hefeflocken oder Hefepulver sind eine wertvolle, leicht verdauliche vitalstoffreiche Ergänzungsnahrung (Mineralien, B-Komplex).

6. Obst

Frisches, naturbelassenes, ungespritztes Obst ist reich an Vitalstoffen und basenspendenden Substanzen. Außerdem beinhaltet es viel Zellulose. Da der menschliche Verdauungsapparat Zellulose nicht direkt, sondern nur indirekt über den Umweg der Vergärung (= Säurebildung) verdauen kann, stellt Zellulose einen sogenannten Ballaststoff dar, der sich – wie der Name sagt – in zu großer Menge entsprechend belastend auswirkt. So wertvoll *bescheidene regelmäßige* Obstzufuhr sein kann, besonders des Morgens und evtl. auch vor dem Mittagessen, was bei Verträglichkeit auch unbedingt zu empfehlen ist, so ungünstig wirkt sich jedes *Zuviel* aus.

Das Zuviel wandelt den Basenspender Obst durch Vergärung in einen Säurebildner um, was besonders für die gärungsfreudigsten Obstsorten, wie Kirsche, Zwetschge usw., auch Kompotte (Zucker!) und pure Fruchtsäfte gilt! Da Rohkost als Vorspeise am besten vertragen wird, sollte sie besser *vor* als *nach* der Kochkost genossen werden. Trockenfrüchte sollen ungeschwefelt, ungebleicht, ungezuckert und nicht paraffiniert sein. Mischungen von Obst mit Milch oder Milchprodukten (Milch-Frucht-Mix) können die Bekömmlichkeit beider Produkte wesentlich verbessern.

Achtung!
Alle gemixte oder pürierte Kost besonders gut einspeicheln!

Anwendung von Gemüse- oder Fruchtsäften

Die günstigste *Anwendung von Gemüse- oder Fruchtsäften* erfolgt nie pur, sondern in Verdünnung, am besten mit Milchprodukten oder Schleimen, wie Leinsamen, z. B. als Ergänzung zum Leinsamen-Tee oder mit Linusit Gold.

Leinsamentee

1 EL Leinsamen oder 1 EL Linusit Gold mit 1/4 l Wasser kalt aufstellen, einmal aufkochen, abkühlen, durchseihen. Als Anreicherung kann man bescheiden Gemüse- oder Fruchtsaft (Karotte, Apfel) dazugeben. Nur kleinstschluckweise einnehmen, einspeicheln, evtl. gemeinsam mit zum Kauen zwingendem Brot einnehmen.

7. Gewürze

siehe Tafel IX, S. 244

8. Getränke

Das beste Getränk ist gutes Quellwasser, dann folgen gutes, ungechlortes Leitungswasser, stille Mineralwässer (ohne Kohlensäurebeigabe)*, dünngebrühte, einfache Kräutertees oder Kräuterteemischungen, die man von Zeit zu Zeit wechseln sollte, danach Schwarzteesorten, aber dünn gebrüht. Fruchtsäfte sollen nur in sehr starker Verdünnung (in Wasser, Kräutertee, besonders günstig in Leinsamentees) genossen werden. Bier ist ein – in bescheidener Menge – bekömmliches Volksgetränk. Je bitterer, desto bekömmlicher. Vorsicht, wer zu Übergewicht neigt. Guter Wein kann in kleinen Dosen, besonders für Senioren, eine wertvolle Arznei darstellen. Likör (hoher Alkohol- und Fabrikzuckergehalt) zählt zu den ungünstigsten „Getränken“. Mineralwässer sind oft Basenspender.

---

* oder ausgesprudelt

9. Lebendige Substanzen

Lebendiges entsteht nur aus Lebendigem und kann mit Totem nicht dauerhaft gesund ernährt werden.
Mommsen

Lebendige Substanzen sind Bestandteile der naturbelassenen Lebensmittel, deren Bedeutung erst seit den Forschungen von *H. P. Rusch** bekanntzuwerden beginnt. Wo es Leben gibt, gibt es auch Bakterien; Bakterien, die zum überwiegenden Teil der menschlichen Gesundheit förderlich sind. *Mommsen* hat sie daher als *„Gesundheitserreger“,* im Gegensatz zu den Krankheitserregern bezeichnet.** In einem Gramm fruchtbarer Erde (Humus) können sich mehr Bakterien befinden als Menschen auf der ganzen Welt *(Caspari).* Sämtliche Pflanzen, schon die allerkleinsten, benötigen lebendige Substanzen. Sie nehmen diese aus ihrem Nährboden, aus den Bodenbakterien auf und verwenden sie zu ihrem Wachstum, ihrem Aufbau und zu ihrer Fruchtbarkeit. Was für die Pflanze der Humus, ist für Mensch und Tier der Verdauungskanal mit seinen Bakterien. Interessanterweise finden sich im Verdauungskanal des Menschen die grundsätzlich gleichen Bakterienarten wie im Humus. Auch der Mensch benötigt zur Erhaltung und Wiedergewinnung seiner Gesundheit die Mithilfe dieser *Urformen des irdischen Lebens.* Die lebendigen Substanzen machen einen *Kreislauf* durch: Mit dem individuellen Tod des Einzelwesens (Pflanze, Tier, Mensch) gehen kleinste noch erhalten gebliebene Reste in die Erde über, wo sie schließlich als „Trümmer der Lebensabfälle“ neu geordnet werden. Sie gelangen schließlich über Bodenbakterien wieder in Pflanze, Tier und Mensch, und mit deren Tod wieder in die Erde. Auf diese Weise ist der Mensch durch Aufnahme von naturbelassener Kost, wie durch rohe Milch und andere echte „Lebensmittel“ mit allen Lebewesen verbunden und in den Kreislauf des biologischen Lebens eingeschlossen. Aus dieser Sicht ist die sterile Konservenernährung, beginnend schon beim Säugling, wenn er anstelle der lebendigen Muttermilch nur biologisch tote Konserven

---

* *Rusch, H. P.*: Bodenfruchtbarkeit. Karl F. Haug Verlag, Heidelberg.

** *Mommsen, H.*: Eine neue Definition des Begriffes Gesundheit. Erfahrungsheilkunde 3/77.
Mommsen, H.: Vorwort in „Das Salem-Kochbuch“ 1978, Brdsch. Salem, 8652 Stadtsteinach.

oder Präparate erhält, extrem gesundheitswidrig. Gerade er – der zu seinem Wohl nach Lebendigem dürstet – wird oft nur aus der einseitigen Warte von Kalorien und Nährstoffen ernährt und so vom Kreislauf des Lebendigen ausgeschlossen. Aus dieser Sicht soll auch vor allen die natürliche Bakterienflora des Menschen schädigenden Eingriffen – soweit sie zu verhindern sind – gewarnt werden. Schon durch chemische Düngungs-, Insekten- und Unkrautvertilgungsmittel, aber auch durch viele, sehr oft vermeidbare (!) Medikamente*, insbesondere Sulfonamide und Antibiotika, wird gerade der „Humusboden des Menschen", sein Verdauungstrakt mit seiner reichhaltigen Flora empfindlich geschädigt. Anstelle der „Gesundheitserreger" wirken als Folge auf den Schleimhäuten oft abnorme Bakterienarten, deren toxische Stoffwechselprodukte die Gesundheit untergraben. Wenn die MAD allein nicht ausreichen sollte, um normale Verhältnisse herzustellen, wird der Arzt die Zufuhr bestimmter wertvoller Bakterien oder die sogenannte Symbioselenkung** zur Florasanierung verordnen. Gerade bei Kindern und Jugendlichen, die schlecht gedeihen oder an Abwehrschwäche gegen Infekte leiden, tritt dadurch meist schon nach kurzer Zeit überzeugender Erfolg ein. Da Fabrikzucker die abnorme Flora nährt, muß er als Hauptfeind jeder Florasanierung in jeglicher Form, auch als Naschware, Konfekt, Süßspeise, Schokolade usw. total gemieden werden.

---

* *Rauch, E.*: Natur-Heilbehandlung der Erkältungs- und Infektionskrankheiten. Karl F. Haug Verlag, Heidelberg.

** *Rusch, V.*: Dysbiose-Therapie-Symbioselenkung. 1977, Arbeitskreis Symbioselenkung, 6348 Herborn.

Tafel XI

Wertigkeitstabelle der Nahrungsmittel*

biolog. vollwertig/fast vollwertig/teilwertig/teilwertig minderwertig/evtl. schädlich

Lebensmittel Frischkost	*Nahrungsmittel* Kochkost	*Industriekost* konserv. Kost	*Präparate* Chemikalien
Milch Vollmilch roh, Sauermilcharten, Rahm, Topfen (Quark), Käse	pasteurisierte Milch, gekochte Milch	Milchkonserve, Kondensmilch Haltbarmilch Trockenmilch	Milchpräparate, Milcheiweiß, Milchzucker
Gemüse Wurzelgemüse, Blüten-, Stiel-, Blatt-, Salat-, Fruchtgemüse usw., Wild- und Würzkräuter	gedünstete Gemüse, Kartoffeln, Gemüse-Basen-Suppen, Pilze	Gemüsekonserven (erhitzt, sterilisiert), Trockengemüse, Konservensuppen	künstl. überdüngtes Gemüse, Gemüse-Fertiggerichte, Kartoffelstärke, Vitaminpräparate, Aromastoffe
Ei, Fleisch, Fisch Frischeier von Landhennen, Schabefleisch, Rogen frisch	Ei gekocht, gebraten, Fleisch gekocht, gegrillt, gebraten, Fisch gekocht, gebraten	Trockenei, Fleisch-, Fischkonserven, Mastfleisch, Würste	Eiweißpräparate, Fleischextrakte, antibiot.-hormonell gefütt. Tiere, Konserven mit chem. Rückständen, Hormonpräparate
Fett naturbelassene kaltgepreßte Öle, Landbutter	hochwertige Edelmargarinen mit hoch ungesättigten Fettsäuren	handelsübl. raff. Industrieöle, gehärt. Margarine, Speck, Butterfett	denatur. Fette, Kunstfette, extrah. Öle
Samennahrung Getreide (Schrote) gekeimt, gequollen, frisch gemahlen, Nüsse, Hefen	gekochte Getreidegerichte, Vollkorn-Fladen-Knäcke, Vollmehl, -grieß	Mischbrote, Weiß-, Feingebäck, Teigwaren, Zwieback	Auszugsmehle, Stärke (Pudding), süße Keks, Kuchen, Torten, Schokoladen, Konfekt

Lebensmittel Frischkost	*Nahrungsmittel* Kochkost	*Industriekost* konserv. Kost	*Präparate* Chemikalien
Obst Beeren-, Kern-, Steinobst, Trauben, Südfrüchte, Frischmus, Honig	ungezuck. Kompott, Mus gekocht, naturtrübe Säfte, Gärsäfte, Most	Fruchtkonserven, gezuck. Kompott, Marmeladen, gezuck. Säfte	Zucker! Süßwaren, chem. steril. Konserven
Getränke Quellwasser, ungechlortes Leitungswasser, Mineralwässer	Kräutertee, erstklass. Bier, naturbel. Wein	gechlortes Wasser, Industriegetränke, künstl. veränderte Mineralwässer, Kaffee, Tee, Kakao	Kunstwein, Destillate, Branntwein, Schnaps, Likör, Industrie-Kunstgetränke

* Vereinfachte und modifizierte Tabelle nach Darstellungen von Prof. *W. Kollath* aus: Die Ordnung unserer Nahrung. Karl F. Haug Verlag, Heidelberg.

B) Zusammensetzung der Nahrung aus der Sicht des Säuren-Basen-Haushaltes

Übersäuerung des Stoffwechsels ist eine „Grundursache der meisten Krankheitsprozesse."

Biedermann

Unser Organismus kann die aufgenommene Nahrung nur richtig verdauen und seine Abbaustoffe nur vollständig ausscheiden, wenn sein Säuren-Basen-Haushalt im Gleichgewicht ist. Durch die Forschung des Chemikers und Arztes *Friedrich Sander** wissen wir, daß unser Magen einerseits *Säure* (Salzsäure) produziert, und andererseits – im Gleichgewicht dazu – *Base* (Natriumbikarbonat) an das Blut absondert. Unser Blut benötigt fortlaufend Basen zur Neutralisation der im Stoffwechsel ständig anfallenden Säuren, wobei das Blut selbst immer – und unter allen Umständen – leicht basisch bleiben muß. Seine Überschüsse an Basen liefert das Blut an die „basenliebenden Verdauungsdrüsen" ab, als da sind: Leber, Bauchspeicheldrüse und Dünndarmdrüsen. Diese Drüsen produzieren daraus innerhalb von 24 Stunden im Schnitt:

1000 ccm Gallensaft
700 ccm Bauchspeichel
3000 ccm Darmdrüsensekret.**

Somit werden pro Tag nahezu fünf Liter basische Drüsensekrete erzeugt, die der Körper zur Verdauung der Nahrung, Neutralisierung und Ausscheidung verschiedener Mineralsäuren des Stoffwechsels, Salzsäure, Schwefelsäure, Phosphorsäure usw. benötigt. Außerdem besitzt der Organismus, um sich von allen mit der Nahrung zugeführten und im Stoffwechsel entstehenden Säuren rechtzeitig befreien zu können folgende

* *Sander, F.*: Der Säure-Basenhaushalt des menschlichen Organismus. Hippokrates Verlag, Stuttgart

** *Rauch, E.*: Blut- und Säfte-Reinigung. *Milde Ableitungskur.* Karl F. Haug Verlag, Heidelberg.

*entsäuernde Regulationsmechanismen:**

1. Die *Lungen,* die durch Ausatmung von Kohlen-*Säure* entsäuern;
2. die *Nieren,* die durch Ausscheidung von *saurem* Harn, Harn-*Säure* u. a. entsäuern;
3. die *Haut,* die durch Ausschwitzung von *saurem* Schweiß entsäuert;
4. der *Darm,* der durch Ausscheidung von *saurem* Stuhl entsäuert;
5. das *Blut,* das durch eine eigene Basenreserve *Säure* abpuffert, und
6. *Notventile,* wie Genitalschleimhaut, Talgdrüsen, Tränendrüsen usw.,

die durch ihre Sekrete und Exkrete, Menstruationsblut, Fluor, Tränenflüssigkeit, Schleime, Auswürfe, Exsudate usw. notfalls *Säure* ausscheiden können.

Durch verschiedene anhaltende Fehler in der *Ernährungs- und Lebensweise* gelangen jedoch vielfach – trotz aller entsäuernden Mechanismen – fortlaufend *zuviel* Säuren in das Blut. Dieses reagiert darauf, indem es:

1. zuwenig oder gar keine Basen an die basenhungrigen Verdauungsdrüsen abliefert, wodurch die Leistungen von Leber, Dünndarm, Bauchspeicheldrüse minderwertig werden;

2. überschüssige Säuren in die Grundsubstanz (*Pischinger*) und in andere Gewebe abschiebt, in Muskeln, Sehnen, Nerven, wo immer ein Depot geschaffen werden kann; dadurch werden alle diese Gewebe übersäuert, was zu Weichteil- und Gelenkrheuma,

---

* Wir folgen hier in gekürzter und vereinfachter Form den Arbeiten von Dr. *Freimut Biedermann,* dessen umfangreiche Untersuchungen über den Säuren-Basen-Haushalt bei einem großen Patientengut die Forschungsergebnisse von *Sander* praktisch bestätigt und untermauert haben. *Biedermann Fr., Rummler, K.*: Erläuterung zum Säure-Basenhaushalt und zum Verständnis der Sander-Methode, Homotoxin Journal 1/1965, Aurelia, Baden-Baden.
Biedermann, Fr.: Patientenmerkblätter: Osteoporose.
Biedermann, Fr.: Warum kohlenhydrat- und säurearme Ernährung?
Biedermann, Fr.: Vortrag: Das Säuren-Basengleichgewicht im Organismus als Voraussetzung zum Gesünderwerden.
Wichtige Neuerscheinung:
Worlitschek: Praxis des Säure-Basenhaushaltes. Karl F. Haug Verlag, Heidelberg.

Stoffwechselleiden, Gicht, Steinablagerungen (Galle, Niere), Arteriosklerose und zu vielen anderen Krankheitsprozessen führt (Depositionsphase nach *Reckeweg*);

3. basische Substanzen aus den Geweben abzieht, was zur Entmineralisation von Kalzium, Natrium, Magnesium, Kalium usw. führt. Diesem Mineralschwund folgen Gebißschäden, Knochenbrüchigkeit, Entkalkung (die Knochen werden porös = Osteoporose). Aufbausubstanzen werden auch aus Gefäßwänden entzogen, wodurch Arterien und Venen ihre Elastizität verlieren, sich ausdehnen und schlängeln (z. B. Krampfadern) und brüchig werden wie ein alter Gummischlauch. Dies belastet wieder die Blutzirkulation usw.

Wenn also der Organismus trotz seiner entsäuernden Regulations-Mechanismen seines Säureüberschusses nicht mehr Herr wird, tritt

Übersäuerung der Gewebe

ein. Nun genügt ein kleiner Anstoß, eine Unterkühlung, falsche Bewegung, Überforderung, eine kleine an sich harmlose banale Infektion, die ansonsten nichts ausmachen würde, und der Betreffende wird ernstlich *krank*! Der kleine Anlaß ist auf *„sauren Boden“* gelangt, der schon für Entzündungs- und Leidensprozesse ausreichend vorbereitet ist. Nach den Forschungen von *Sander, Worlitschek* und anderen Stoffwechselexperten *spielt sich die überwiegende Mehrzahl aller schwerwiegenden Krankheitsprozesse am Boden der Übersäuerung im Stoffwechsel ab.* Das heißt, daß ein beträchtlicher Teil aller akuten und chronischen, aller allergischen und degenerativen Prozesse, einschließlich Krebs, durch

Übersäuerung = Verschlackung = Vergiftung

des Stoffwechsels mitverursacht wird und zumindest auch von dieser Seite aus behandelt werden muß, wenn ein Dauererfolg erzielt werden soll.

Abhilfe gegen Übersäuerung

1. Ursachen beseitigen (s. unten!)
2. Organismus entschlacken (= entsäuern) durch Fasten-Darmreinigungs-Ableitungskuren
3. Basen zuführen (durch Nahrung, Flüssigkeit, evtl. Basenmittel)

Ursachen der Übersäuerung

1. Fehler im Bereich der ernährungsbeeinflussenden Faktoren

Mangelhaftes Kauen und Einspeicheln fördert Kostzersetzung im Verdauungsapparat. Gärung macht *Säure* und Säure muß abgepuffert werden durch Basen (= Basenraub).

Jedes *Zuviel* an Essen benötigt Mehrverbrauch an basischen Verdauungssekreten (= Basenraub).

Die Einnahme von überwiegend säurespendenden und basenraubenden Nahrungsmitteln, wie in der üblichen Normalverbraucherkost, führt ebenfalls zu Übersäuerung (s. Säure-Basen-Tabelle auf S. 281).

2. Fehler in der Flüssigkeitszufuhr

Die beim heutigen Menschen zu geringe Flüssigkeitszufuhr von Wasser, (basischem) Mineralwasser und Kräutertee führt zu verringerter Schlacken- bzw. *Säure*-Ausschwemmung über Nieren, Darm, Haut und Lungen. *So wie der heutige Mensch weniger und seltener essen sollte, müßte er mehr und öfter trinken!*

3. Fehler in der Lebensweise

Es fehlt dem heutigen „Normalverbraucher“ ausreichende Bewegung an frischer Luft und gesunde „Arbeit im Schweiße seines Angesichts“. Wir sollten täglich mindestens einmal richtig zum Schwitzen kommen, gleich ob durch körperliche Arbeit oder sportliche Leistung, weil wir nur dadurch das Ausscheidungsorgan Haut richtig zum *Entsäuern* bringen.

Wer regelmäßig richtig entsäuert, ist psychisch und physisch nicht mehr *sauer!*

Die Säuren-Basen-Tabelle

Unser Organismus benötigt in der Nahrung sowohl Säuren wie Basen. Während aber jeder Überschuß an Basen mühelos aus dem Körper ausgeschieden wird, muß der Körper jede mineralische Säure zunächst mit Hilfe von Basen neutralisieren, bevor er sie eliminieren kann. Unsere Dauerkost sollte daher ein Säuren-Basen-Verhältnis mit Überschuß an Basen aufweisen. Man unterscheidet in der Nahrung:*

1. *Säure*-überschüssige und *Säure*-bildende Nahrungsmittel (Säurespender und Säureerzeuger).
2. Basen-überschüssige und Basen-bildende Nahrungsmittel (Basenspender und Basenerzeuger).
3. Nahrungsmittel im ungefähren *Säuren-Basen*-Gleichgewicht.

1. Säure-überschüssige und Säure-bildende Nahrungsmittel

a) Säure-Spender
Sie führen dem Körper Säuren zu oder werden im Stoffwechsel des Körpers zu *Säuren* abgebaut. Sie bestehen vorwiegend aus Eiweiß, das im Körper in Aminosäuren umgewandelt wird. Dazu gehören:

Fleisch, Geflügel, Wild, Würste, Speck, Innereien, Leber, Nieren, Hirn, Fleischbrühe;
Fisch
Käse (je „schärfer", desto saurer); Topfen (Quark), Hüttenkäse;
Ei (Eiweiß ist säureüberschüssig, Dotter allein basisch);
Hülsenfrüchte, Bohnen, Linsen, Erbsen usw. (Ausnahme Sojabohnen), Spargel, Rosenkohl;
Erdnüsse, Essig, Senf;
stark kohlensäurehaltige Getränke, Sekt, verschiedene Industriegetränke.

Gering säureüberschüssig: Walnüsse.

---

* Wir richten uns hier nach den bereits zitierten Autoren sowie nach der von Dr. *Rummler* durchgesehenen kleinen Schrift: Wie ernähre ich mich richtig im Säure-Basen-Gleichgewicht? Von *Hedy Bircher-Rey,* Humata Verlag, Bern.

b) Säure-Erzeuger
Zu ihrem Abbau muß der Organismus Basen liefern, weshalb sie auch *Basenräuber* genannt werden. An ihrer Spitze steht das Räubertrio: *Fabrikzucker,* raffiniertes *Weißmehl* und gehärtete, raffinierte Fette und Öle:

Fabrikzucker, Süßigkeiten, Konfekt, Schokolade, süße Torten, Speiseeis;

Weißmehlprodukte, Teigwaren, Nudeln, Makkaroni, Zwieback, Kuchen usw;

Gehärtete, raffinierte Fette und *Öle,* gewöhnliche Margarinen (Konsummargarinen), billige Salatöle usw;

Geschälte und *polierte Getreide,* polierter Reis, weiße bis graue Brote;

Bohnenkaffee, schwarzer Tee, Limonadengetränke (Cola usw.), Alkohol, am wenigsten Bier;

Vollgetreide wie Vollreis, Weizen, Haferflocken, Maisgrieß, Buchweizen, Gerste, Roggen, Vollkornbrot usw.

2. Basen-überschüssige und Basen-bildende Nahrungsmittel

Sie führen dem Körper Basen zu (Sauerstoffverbindungen mit Kalzium, Kalium, Natrium, Eisen usw.) oder binden Säuren an sich. Die besten Basenspender sind *Kartoffeln, Milch, Gemüse,* Salate, Obst und Gewürzkräuter (je frischer desto besser):

Kartoffeln (besonders Pellkartoffeln), Kartoffelpreß-Saft (frisch);

Milch (roh), Vorzugsmilch, Rahm, Schlagsahne, Sahne;

Gemüse, Blattgemüse (Salate usw.), Wurzelgemüse (Karotten usw.), Gemüsefrüchte (Tomate, Gurke, Kürbis usw.), auch Sellerie, Zwiebel, rote Rüben, Sojabohnen, Kastanien, Gemüsesuppen (Basensuppen);

Obst, auch Dörrobst, Mandeln (Mandelmilch);

Wildkräuter, Löwenzahn, Brennessel u. a.;

Gewürzkräuter, Kresse, Petersilie, Schnittlauch, Majoran, Thymian, Rosmarin, Salbei, Oregano u. a.;

Eigelb;

Mineralwasser (Kohlensäure aussprudeln!).

3. Nahrungsmittel im Säuren-Basen-Gleichgewicht

Wasser, naturbelassene Fette und Öle, gute Butter, frische Walnüsse, Hirse, Sauerkraut, Kombinationen der ersten und zweiten Gruppe.

Die Kostzusammenstellung

Bei der Zusammenstellung der Kost kommt es darauf an, ausgesprochene Basenräuber wie Zucker zu meiden und die wertvollen säureüberschüssigen Nahrungsmittel, wie Fleisch, Fisch, Käse, Getreide mit basenüberschüssigen Nahrungsmitteln zu kombinieren. Dazu eignen sich beispielsweise mittags Basensuppen, Apfel-Karotten-Mixvorspeisen sowie Pellkartoffeln, Salat, Gemüse, besonders gut. Die Mahlzeit sollte in ihrer Zusammensetzung summarisch einen zumindest leichten Basenüberschuß aufweisen. Falls dies nicht zutrifft, wie oft bei Gasthausessen, Einladungen usw. läßt sich leicht ein Ausgleich schaffen durch

a) wenig Essen;
b) bei der nächsten Mahlzeit Basen bevorzugen; und
c) vermehrte körperliche Leistung zur Säure-Ausscheidung (Ausatmung, Ausschwitzung usw.).

Kostzusammenstellung

Frühstück falsch		*Frühstück* richtig	
Weißgebäck	sauer	Knäckebrot	sauer
Konsummargarine	sauer	Landbutter	neutral
Käse oder Wurst	leicht bis stark sauer	Obst-Getreidemix	schwach basisch
Konservenaufstrichpastete	sauer	oder Dörrobst	schwach basisch
weiches Ei	sauer	oder 1 Tomate	basisch
oder Honig als Aufstrich	sauer	oder 1 Apfel	basisch
oder Marmelade	sauer	oder 1 Banane	basisch
Kaffee mit Zucker	stark sauer	Milch mit Malzkaffee	basisch
		oder mit etwas Tee	basisch

Mittagessen falsch		*Mittagessen* richtig	
Rindsuppe (Fleischbouillon)	stark sauer	Basensuppe	basisch
mit Grießnockerl	sauer	Rindfleisch	stark sauer
Rindfleisch	stark sauer	Pellkartoffeln	stark basisch
mit Spätzle	sauer	Salat mit wenig Apfelessig und	
Salat mit Billig-Essig		kaltgeschlagenem Öl	basisch
und billigem Öl	sauer	Kastaniendessert	basisch
Torte	stark sauer	(Man sollte Nachspeisen nur gelegentlich, keineswegs immer einnehmen!)	
Vanille-Eis	stark sauer		

Mittagessen falsch		*Mittagessen* richtig	
Erbsensuppe	sauer	Karotten-Apfel-Vorspeise	leicht basisch
Eieromelette	sauer	Maisgrieß	leicht sauer
gekochter Schinken	stark sauer	mit Sojasauce	leicht basisch
Salzkartoffeln	basisch	Tomatensalat mit kaltgeschlagenem Öl	basisch
Fertig-Pudding mit Fruchtsirup	stark sauer		
Solches Essen führt unweigerlich zu Übersäuerung und Krankheit!		Solches Essen fördert Normalisierung des Säuren-Basenhaushaltes, aber nur, wenn man: 1. richtig ißt (kauen!) 2. nur bescheidene Mengen ißt! 3. ausreichende körperliche Bewegung macht!	

Sämtliche Gerichte der MAD sind aus der Sicht des Säuren-Basen-Haushaltes zusammengestellt.

Zur Kostzusammenstellung gehört als letztes noch die Einfachheit!

Man meide tunlichst die Mischung von 2 verschiedenen Kohlenhydraten (z. B. Reis und Kartoffeln) oder von 2 verschiedenen Eiweißarten (z. B. Fisch und Fleisch) zu einer Mahlzeit. Zu *Vielerlei* ist auch ein *Zuviel*, und jedes *Zuviel* gereicht zum Schaden! Einfachheit und Bescheidenheit stellen Grundvoraussetzungen gesunder Ernährung dar.

Die wichtigsten Kuranzeigen der Milden Ableitungskur

Krankheitsvorsorge gegen verfrühte Krankheits-, Alterungs- und Aufbrauchprozesse; vorzeitiger Leistungsabfall

Bei jedem Menschen lagern sich mit zunehmenden Jahren in Gefäßen, Gelenken und Geweben Stoffwechselschlacken, Fremd- und Schadstoffe ab. Dieser Verschlackungsprozeß beginnt im jugendlichen Alter. Folgen verspürt man viel später, wenn Leistung, Widerstandskraft, Vitalität, Lebensfreude nachlassen und Aufbrauchs-, Alterungs- und Degenerationsbeschwerden auftreten.
Aktive Krankheitsvorsorge bedeutet, schon zu einem Zeitpunkt Positives für seine Gesundheit zu unternehmen, bevor sich noch die ersten Krankheits- und Alterungssymptome, Verkalkung, Vergeßlichkeit, Schwerhörigkeit, Augenleiden u. a. melden.

Darmreinigungs- und *Ableitungskuren* entschlacken, entgiften und reinigen den Organismus, so daß vorbeugende und regenerierende Wirkungen zustande kommen, wie sie jeder Zivilisationsmensch von Zeit zu Zeit benötigen würde. Dank der modernen Medizin wird zwar der heutige Mensch im Schnitt gesehen wesentlich älter. Aber allzuoft geht dieser Vorteil mit Medikamentenabhängigkeit, zahlreichen Beschwerden und jahrelanger Invalidität einher, wenn nicht rechtzeitig aktive Gesundheitsvorbeugung betrieben wurde:

„Das Mittel gegen Altersrost:
Entschlacken – Wandern – leichte Kost!“

Magen-, Leber-, Gallen-und Darmstörungen

Alle Darmreinigungskuren nach *F. X. Mayr zielen primär auf Gesundung des „Wurzelsystems des Menschen“,* somit des Verdauungsapparates. Wohlgekaute Schonkost und abendliches Fasten bewirken einen Schon- und Erholungseffekt für alle Verdauungsorgane, so daß sich im Bauchbereich die verschiedensten Störungen, Entzündungen, Stauungen usw. zurückbilden oder völlig schwinden. Zu den dankbarsten Kuranzeigen gehören Entzündungen des Magens und

Zwölffingerdarms, Über- und Untersäuerung, Leber-, Gallen- und Darmerkrankungen, auch Gastritis, Dyspepsie, Darmträgheit, Durchfallneigung, Entzündung von Divertikeln, Hämorrhoiden usw.

Weichteil- und Gelenkrheuma, Gicht, Wirbelsäulen- und Bandscheibenschäden

Weichteil-rheumatische und Gicht-Prozesse stellen *abnorme Stoffwechselvorgänge* (Gewebe-Übersäuerung) dar. Sie sind durch Gesundung des Verdauungssystems, Entschlackung = Entsäuerung und anschließende Neuorientierung der Ernährungsweise meist sehr gut zu beeinflussen. Dies gilt auch für gelenk-rheumatische Veränderungen und sonstige Gelenkbeschwerden. Nicht selten macht die Regenerationskur einen bislang unbemerkten Körperherd akut; er verrät damit seine Existenz, so daß durch seine Sanierung der Krankheitsprozeß ausgeheilt werden kann (ein kranker Darm ist ein besonders häufiger Krankheitsherd!). Wirbelsäulen- und Bandscheibenschäden stehen auch mit fehlerhaftem Stoffwechsel in engem Zusammenhang. Die Wirbelsäule der meisten Menschen wird außerdem durch Verdauungsschäden, die z. B. einen zu großen Bauch verursachen (s. Tafel I), zu einer Fehlhaltung genötigt. Diese führt zu Nacken-, Schulter-, Kreuzschmerzen, Wurzelneuritis usw. Mit Zustandsverbesserung der Verdauungsorgane und mit Rückbildung der Gewebe-Übersäuerung und ihrem Mineralmangel bessern sich oder schwinden die meisten Beschwerden der Wirbelsäule. Manuelle Therapie, Massagen, Schwimmen und basenüberschüssige Kost unterstützen die Heilvorgänge.

Übergewicht und Folgezustände

Übergewicht hat viele Risikofaktoren.* Zu hoher Cholesterin- und Fettspiegel, alimentärer Hochdruck, vorzeitige Verkalkung, Schlagan-

* Das maximale *Sollgewicht* beträgt so viele Kilogramm, als der Mensch in Zentimetern über einen Meter groß ist. Die beste Lebenserwartung garantiert jedoch das *Idealgewicht*. Beim Mann: Sollgewicht minus 10 %, bei der Frau minus 15 %. Fettsüchtige pflegen ihren Zustand als normal anzusehen. Auch Ärzte machen davon keine Ausnahme. In Industrieländern gibt es etwa 40 % Übergewichtige bzw. Fettleibige. Statistisch bedeuten 25 % Übergewicht bereits eine um 75 % erhöhte Sterblichkeitsrate (aus *Szepesi, T.*: Einführung in den Fettstoffwechsel. Sonnenblumenöl-Institut, Wien).

fall, Herzinfarkt, Fettleber, Fettembolie, Diabetes, Gicht, Auswirkungen auf Wirbelsäule, Bandscheiben, Gelenke, Füße, Venen usw. *All dies ist vorwiegend ernährungsbedingt!* Daher Darmreinigung, Entschlackung, Gewichtsverminderung! Unter diesbezüglich geschulter ärztlicher Leitung fallen Fasten- und Entschlackungskuren auch den sehr nahrungs*abhängigen* Wohlstandsbauch-Besitzern überraschend leicht. Die Begeisterung wächst mit zunehmendem Selbstvertrauen, abnehmendem Gewicht und Rückbildung von Beschwerden und abnormen Befunden. Entscheidend ist die der Kur nachfolgende Neu-Orientierung der Ernährungs- und Lebensweise, bei der es zu Verzicht oder stärkster Einschränkung der Kohlenhydrate und ausreichend körperlicher Bewegung kommen muß.

Herz- und Kreislaufstörungen, Bluthochdruck

Seit Besserung der Ernährungslage und Einsetzen des Luxuskonsums sind Herz- und Kreislaufkrankheiten zur häufigsten Todesursache geworden. Entschlackungskuren wirken hierbei grundlegend entlastend, verbessernd bis heilend. Kurbedingte Gewichtsverminderungen, Entschlackung des Herzmuskels und der Gefäßwände, Reinigung von Blut und Lymphe, Senkung von erhöhten Cholesterin- und Blutfettwerten, und die Beseitigung der bauchbedingten Herz-Kreislaufbelastungen wirken mit. Verkleinerung und Entstauung des Bauches, Verminderung des Zwerchfellhochstandes mit Querlagerung des Herzens, Beseitigung von Blähungszuständen und sogenannten gastro-kardialen Symptomen entlasten entscheidend. Der noch nicht fixierte Hochdruck pflegt während Ableitungskuren abzusinken.

Psychosomatische Störungen

Schon der Nervenarzt und Nobelpreisträger Professor *Wagner von Jauregg* betonte, daß energische Darmreinigung oft genügt, um Menschen den Weg ins Irrenhaus zu ersparen. Tatsächlich kommt zumeist über die Entgiftung des Darmes und der Körpersäfte eine tiefgehende, wohltuende psycho-physische Entlastung, Entkrampfung bis Befreiung zustande. Dies stellt eine glückliche Grundlage für das vertrauliche Gespräch mit dem Arzt dar und sorgt für gutes Ansprechen auf etwaige zusätzliche natürliche Behandlungsmethoden.

Andere Erkrankungen, Störungen und Leiden

Auch für andere Erkrankungen gilt, daß sich eine Gesundung des „Wurzelsystems der Pflanze Mensch“ immer günstig auf den Gesamtorganismus auswirkt, *wenn der Krankheitsprozeß nicht schon zu weit fortgeschritten* ist. Daher wird auch stets die *vorherige* ärztliche Untersuchung gefordert! Wo sich aber echte Zustandsverbesserung des Wurzelsystems erzielen läßt, dort zeigen sich oft staunenswerte und beglückende Therapieerfolge, auch bei Leiden, bei denen man nicht geneigt war, an einen Zusammenhang mit dem Verdauungssystem zu glauben, wie bei Kopfschmerzen, Migräne, verschiedenen Nieren-, Blasen-, Frauen- und Hautleiden (Allergien), Emphysem, Bronchitis, Zellulitis, vegetativen Störungen usw. Immer aber gilt:

Je früher eine Regenerationskur, desto besser der Erfolg!

Schlußwort

Für eine gesündere Zukunft

Wer für gesündere Zukunft sorgen will, benötigt aktive Krankheitsvorsorge oder Gesundheitspflege. Diese beschränkt sich nicht auf bloße Gewissenserleichterung durch zeitweilige Routinekontrolle der üblichen Laborbefunde, weil die meisten danach, wenn kein Übel aufgedeckt wird, allen Schlendrian schön beim alten lassen.

Aktive Gesundheitsvorsorge bedeutet vielmehr

1. Schädigendes in seiner Ernährungs- und Lebensweise abstellen (fast ein jeder begeht bewußt oder unbewußt mehr oder minder grobe Fehler!); und

2. Positives für seine Gesundheit unternehmen (Eßkultur, Entschlackung, Ernährungsneuordnung, Fitneßtraining).

Und dies schon heute und nicht erst morgen, wenn sich abnorme Bauch- und Haltungsveränderungen (Gas-Kotbauch, Enten-, Sämannshaltung usw.) eingestellt haben, wenn Spannkraft, Lebensfreude, Leistungsfähigkeit sinken oder gar schon Krankheiten, Gebrechen, Verkalkung aufgetreten sind.

Schon vor 2 1/2 Jahrtausenden lehrte *Hippokrates,* der Vater der Medizin, daß, wer stark, gesund und jung bleiben wolle, seinen Körper regelmäßig üben und gleichzeitig Mäßigkeit als oberstes Gebot in der Ernährungsweise pflegen müsse. Er lehrte auch, daß man sein Weh eher durch Fasten als durch Medikamente heilen solle; und daß unsere Nahrungsmittel Heilmittel und unsere Heilmittel Nahrungsmittel sein müßten. *Hindhede* ergänzte für die heutige Zeit, daß der Weg zu Gesundheit nicht durch die Apotheke, sondern durch die Küche führe. Und im Volksmund sagt man, daß der Vater eines Leidens wohl oft unbekannt wäre, die Mutter aber immer die Ernährung sei. Unbestreitbare Tatsache ist, daß jede anhaltende fehlerhafte Ernährungsweise (zu schlampig, zu oft, zuviel, zu vielerlei, zu säurebildend und basenraubend) den Verdauungsapparat krank macht und über diesen den Gesundheitszustand grundlegend schädigt. Daher fand auch *F. X. Mayr,* daß Fasten, Entschlacken und Diät die beste aller Arzneien darstelle. Mit anderen Worten besagt es der alte Spruch:

Wird der Bauch entschlackt und enger
Lebt man leichter, lieber, länger!

Möge diese Schrift dazu heilsame Anregungen vermitteln – für eine gesündere Zukunft!

Medizinalrat Dr. *Erich Rauch*
Gesundheitszentrum am Wörthersee
A-9082 Maria Wörth-Dellach, Kärnten

Dipl.-Diät-Küchenmeister *Peter Mayr*
Gesundheitszentrum am Wörthersee
A-9082 Maria Wörth-Dellach, Kärnten